身体感覚を磨く12カ月

松田恵美子

筑摩書房

目次

はじめに

私たちの身体には、自然環境や季節の変化に適応していく能力があります。誰もが皆、持っているものです。それはたとえば、冬の寒さで身体が縮こまったり、春の暖かさでふくらみ開きだすという、身体の内側の変化です。夏には開放的になり、秋には冬の厳しさに備えて閉まりだすという、生命を維持する働きです。

そこには身体の適応だけでなく、感受性の変化もともないます。

四季のある日本は、気候の変化に富んでいます。私たちの文化の中には、食べものや着るものを四季折々に変えながら、暮らしの中で身体の適応能力をうながしていく、さまざまな工夫や知恵が残されてきました。そして暦に添った季節と身体の変化を長年見守っているうち、ズレのある新暦と旧暦、そのどちらに合わせたほうが、身体のより自然な流れに添っているんだろうと思うようになりました。

現在使われている暦は〝グレゴリオ暦〟あるいは単に新暦と呼ばれるもので、太陽の運行を基準にして決められたものです。〝旧暦〟とは、明治時代に現在の暦が導入されるまで使われていた暦のことです。正式には「天保壬寅暦《てんぽうじんいんれき》」という太陰太陽暦の一種です。月の運行を基準にした暦なので、毎月1日が必ず新月になり、15日辺りが満月になります。今でも満月の日を十五夜《じゅうごや》と呼びますが、それは旧暦の言い回しが残っているからです。旧暦の1カ月は月のサイクルと同じで約29・5日、12カ月で354日となり、新暦の一年間より11日間短くなります。

このズレを解消するために閏月《うるうづき》が19年に7回入ります。そうしてその年は1年が13カ月になるわけです。日付も新暦と旧暦では1カ月ほど違いがあります。元日は2月の初め頃、「鬼は外！」の節分の辺りになります。5月5日の身体の丈夫を願い〝菖《しょ》蒲湯《うぶゆ》〟に入る端午《たんご》の節供《せっく》は、新暦ではゴールデンウィークの晴れ晴れとした時期ですが、旧暦だと梅雨の真っ只中のじめじめとした時期にあたります。七夕は梅雨の時期にあたるので、雨が降ることが多いのですが、旧暦だと8月中旬にあたり、晴れ晴れとした夜空が広がります。

季節に添って行なわれる行事には、実は身体の浄化や活性化を図ったり、心の区切りやけじめをつけていくという意図が組み込まれています。気候に添った身体の変化、その促しの効果を思うとき、月の運行を基準にした旧暦の季節進行も加えて、幅を持たせるほうが自然な身体の流れに重なり合うのでは、と思うようになりました。やはり、身体内のエネルギーにおいても、太陽の存在同様、月もあり、両方あってこそ精妙なバランスを取り合っているからでしょう。

旧暦の四季は次のように分けられています。

春……睦月《むつき》、如月《きさらぎ》、弥生《やよい》
夏……卯月《うづき》、皐月《さつき》、水無月《みなづき》
秋……文月《ふみづき》、葉月《はづき》、長月《ながつき》
冬……神無月《かんなづき》、霜月《しもつき》、師走《しわす》

この本では、それぞれの季節に添った身体のありようと、その使い方の基本を紹介しています。変化するということは、移り変わる季節に合わせて、身体内部も動いている、うごめいているということです。この本は、そのうごめきの方向を自分で実感してみようよ、身体がやってくれているその変化、適応を自分で応援してみようよ、というスタンスで作ってあります。お手元に取っていただいて、どの季節、どのページからでも始められます。ただ、四季の運行とともに、身体の動向は分けてありますが、その変化自体が、刻々と動き続けているというものなので、その流れもスムーズとは限りません。環境だけでなく、個人のさまざまな状況、状態により、その運行も行きつ戻りつしたり、突然変わったり、間があったりするものです。

どうぞ存分に感覚を全開にして、自分の〝自然〟を観察してみてくださいね。季節の移り変わりとともに、身体を通して自分の〝自然〟を見守るのです。〝自然観察〟

ですから、そおっとです。それは、自分の知識や意思を超えた世界の出来事でもあるのですから。そして「自分の身体も自然である」と本人自らが認めることができたとき、おそらく身体の活性化が始まります。

身体だって、自分のやっていることを持ち主に認められると嬉しいのです。身体だって、生命の流れのままのほうが生きやすいのです。それは、頭と身体が分離しがちな現代人にとって、循環の通路が開通し、一体化が始まり出すことでもあります。

イキイキしてくると、息を詰めたり、こらえたりすることを不快に感じたり、無理なこと、無駄なことがあることにも気付いてきます。さらに自然の流れの中に、我が身を任せる信頼が保たれてくると、それは自分自身の変化だけではなくなってくるでしょう。身体の自然を自分が認められるということは、外の自然界との同調が起こり始めるということです。自然と人との循環が始まり出すということです。いろいろなことが人生の中でスムーズな自然な流れとして起こってきたら、それはとても素敵なことです。自然の力は不思議です。うまい具合に、うまいタイミングで、うまい間合いで〝こと〟が起こります。バランスを取り合ってうまく回っていきます。

最後に。

ささやかながら、この本もそんな具合で生み出されました。編集者の包山さん、かわいいイラストを描いてくれたマカロンさん、旧暦通ライターの山﨑君、デザイナーの宇佐美さんに支えられながらできた本です。こよみのページサイトの鈴木充広さんにもお世話になりました。この本が、自分の内側と、環境との間に起こる循環や、そこで生じている流れに気付く一助になれば、チーム一同、こんなに嬉しいことはありません。

さあ、始めてみませんか。

旧暦という自然の運行を楽しみながら、自分の内側にある流れを調和させていく生き方……。

先生は、「季節」と「自分の身体」ですよ。

2007年　早春

松田恵美子

身体感覚を磨く12カ月

睦月

むつき

寒さが最も厳しい頃ですが、
立春以降は日に日に
春の足音が聞こえてくるよう。
梅の花も咲き始めます。
この一年も健康で
無事に過ごせますように。

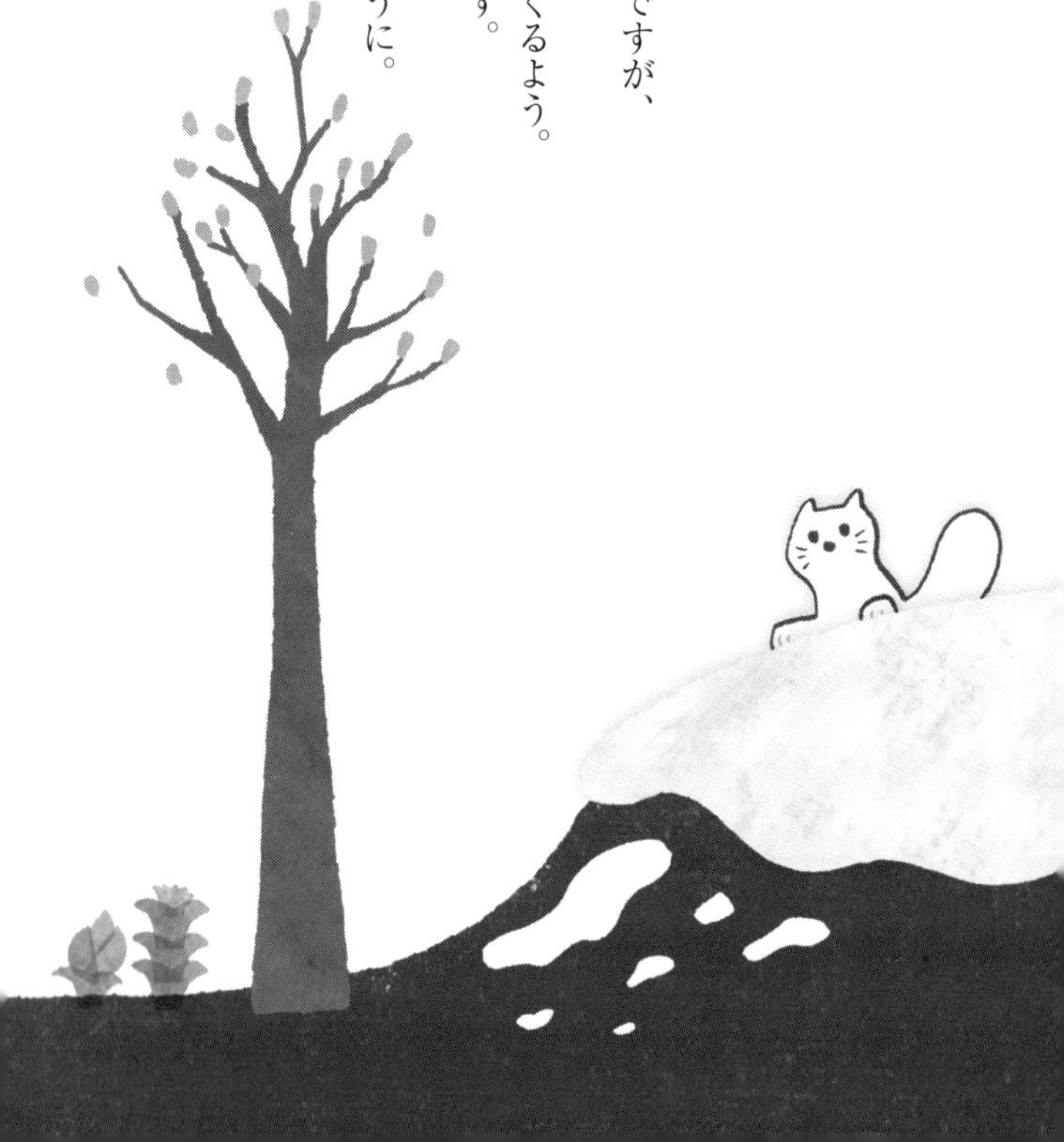

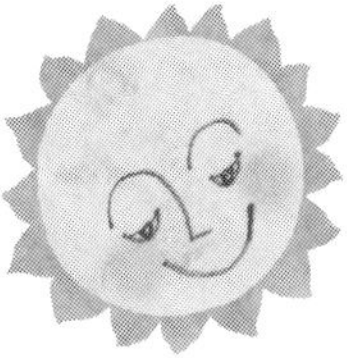

如月《きさらぎ》

暖かい日があったかと思うと、
次の日はまた寒くなって、
コートを羽織る。
風は冷たいけど、
そこかしこに
春の気配。

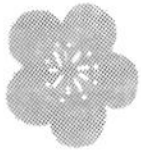

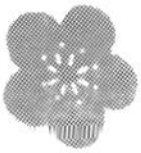

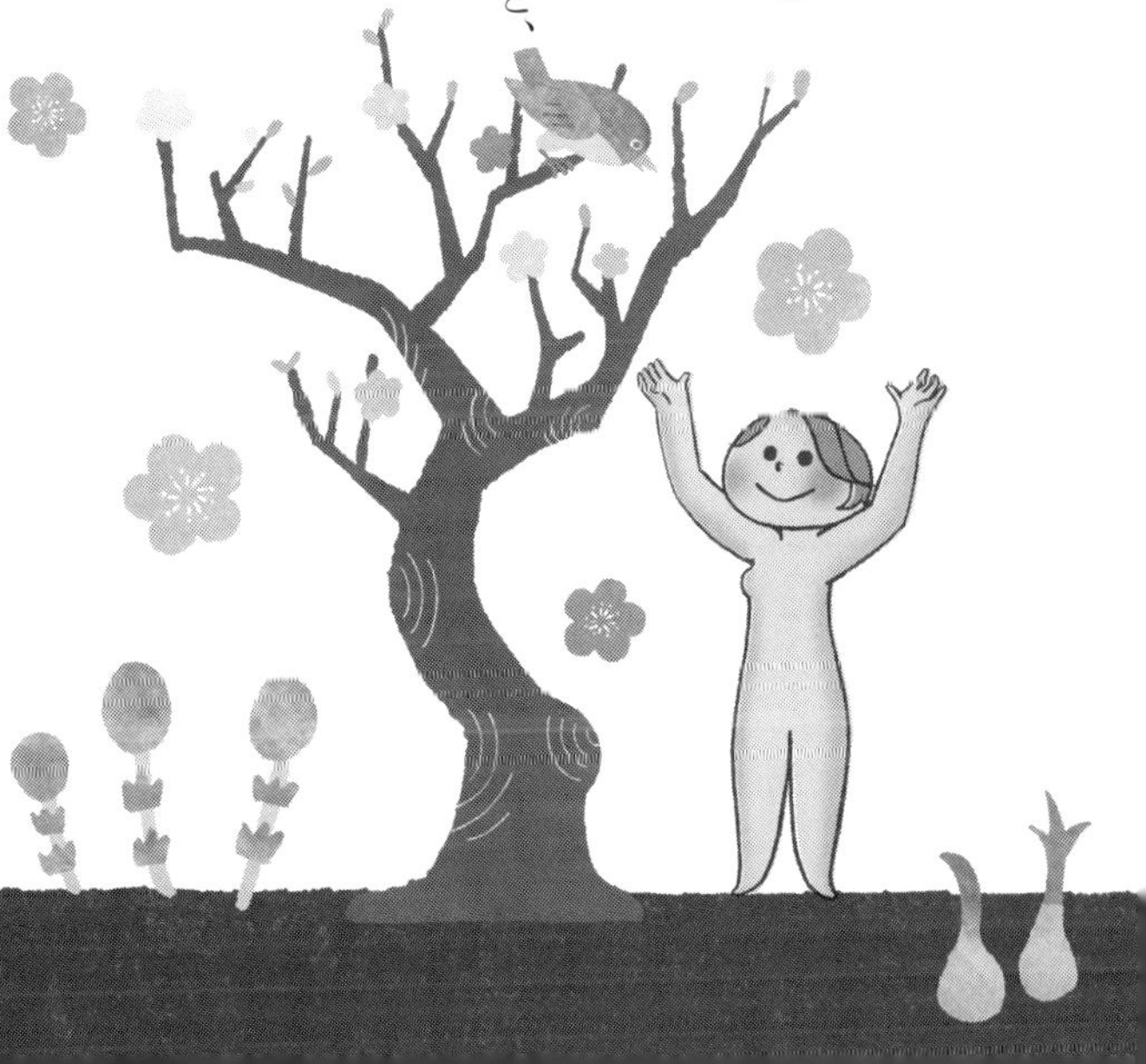

弥生　やよい

春らんまん、草木が芽吹き、
桃や桜の花が咲き誇ります。
花を見る人たちの
笑顔も満開です。

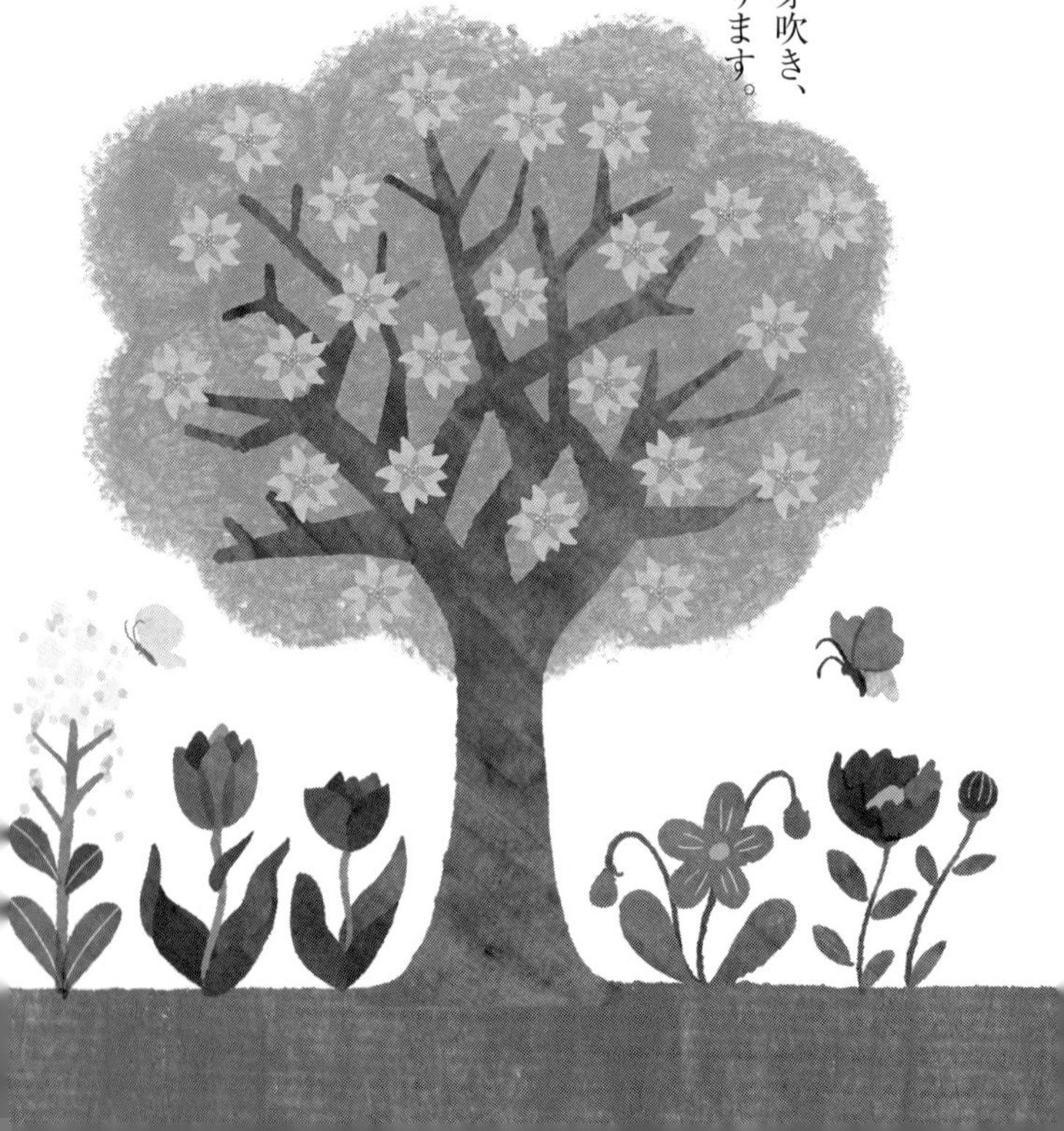

卯月 うづき

爽やかなそよ風が木の葉を揺らし、
色鮮やかな緑が目に優しく映ります。
森林浴をしに出かけてみませんか。

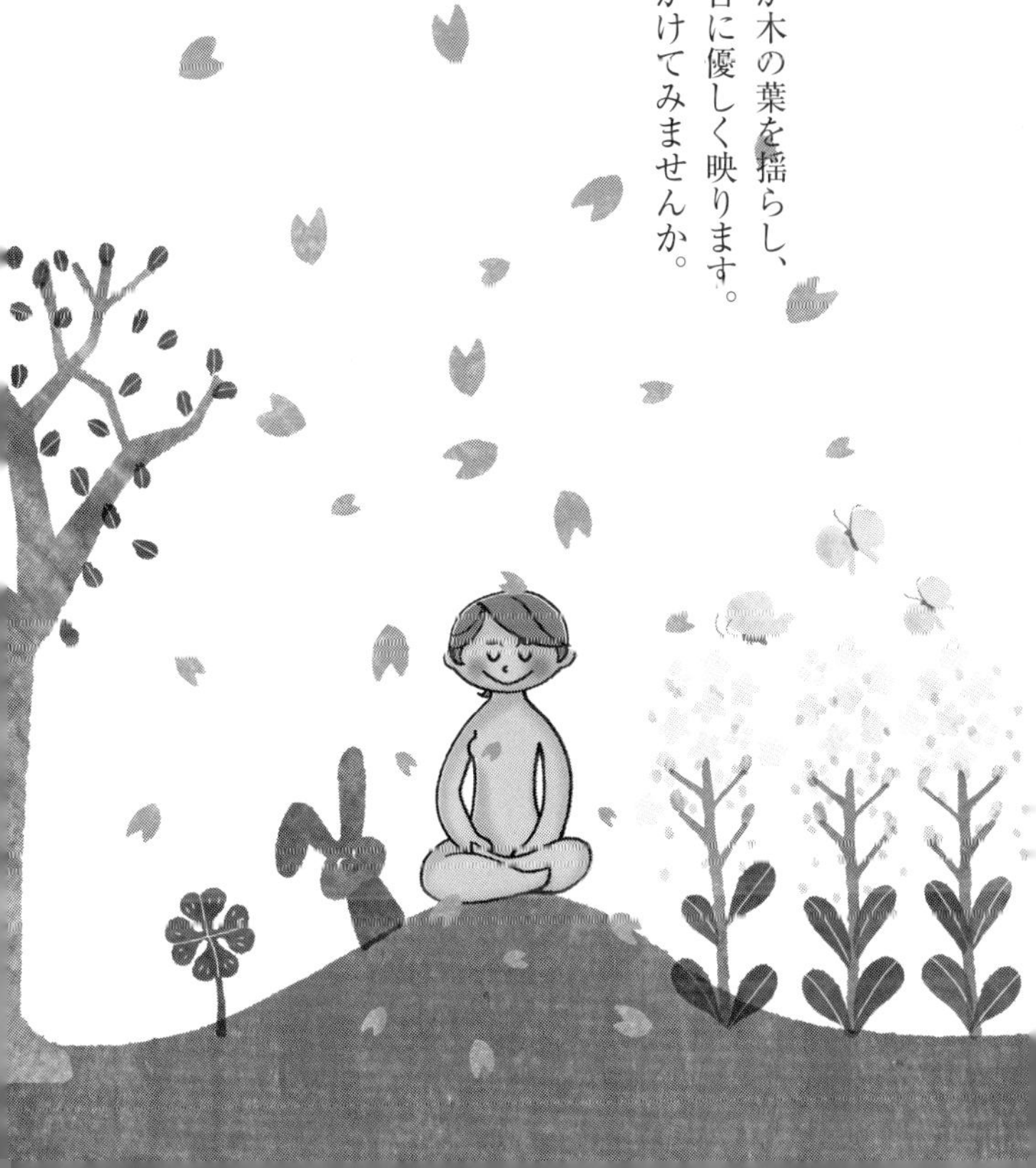

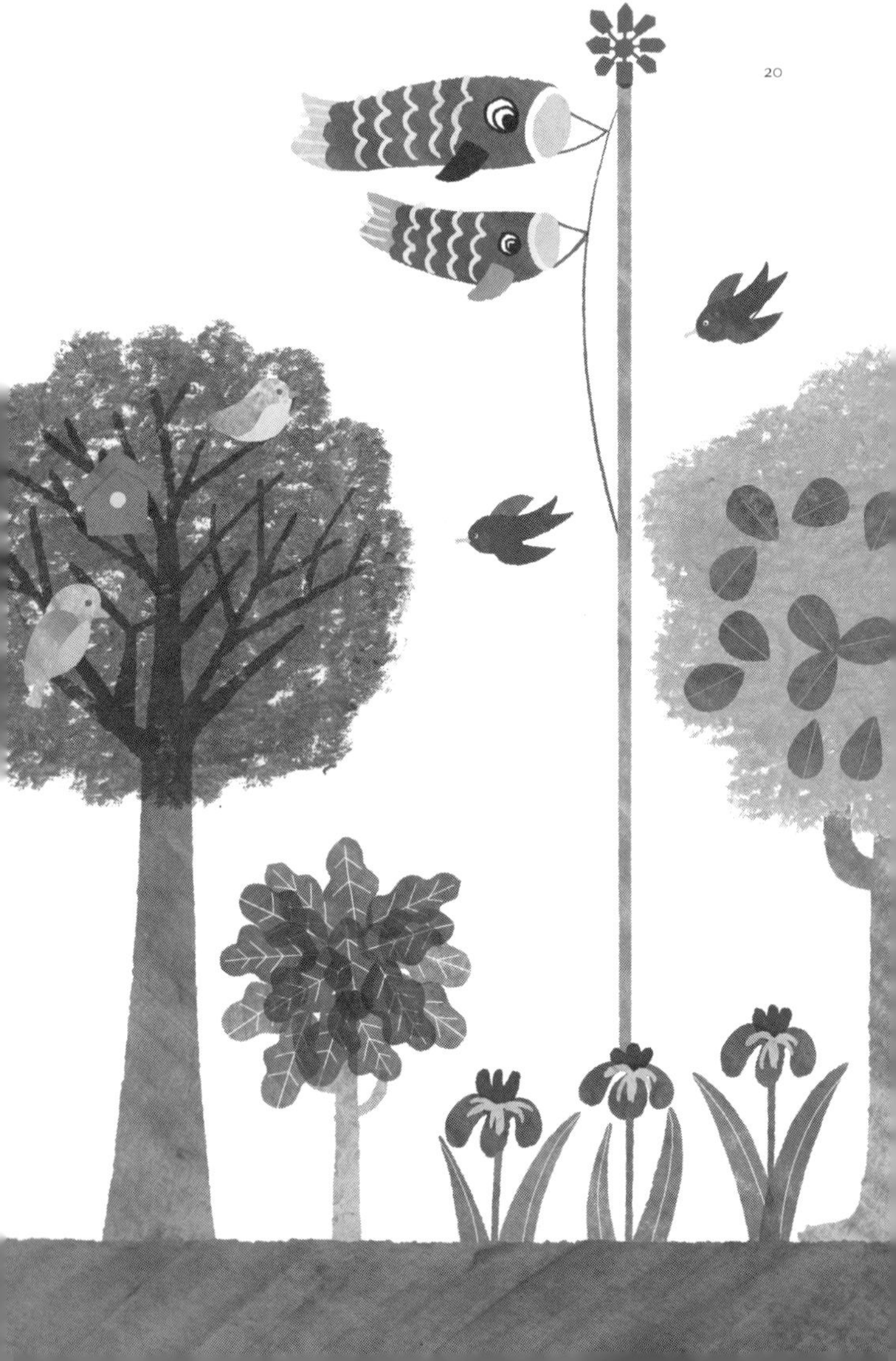

皐月《さつき》

梅雨に入り毎日が雨ですが、
野山を見渡せば蛍が舞い、蛙が鳴き、
自然の豊かな営みを見ることができます。

水無月《みなづき》

〝よく動き、よく汗をかいて、
よく食べる〟。
のびのびとくったくなく、
エネルギッシュに
過ごしたいものです。

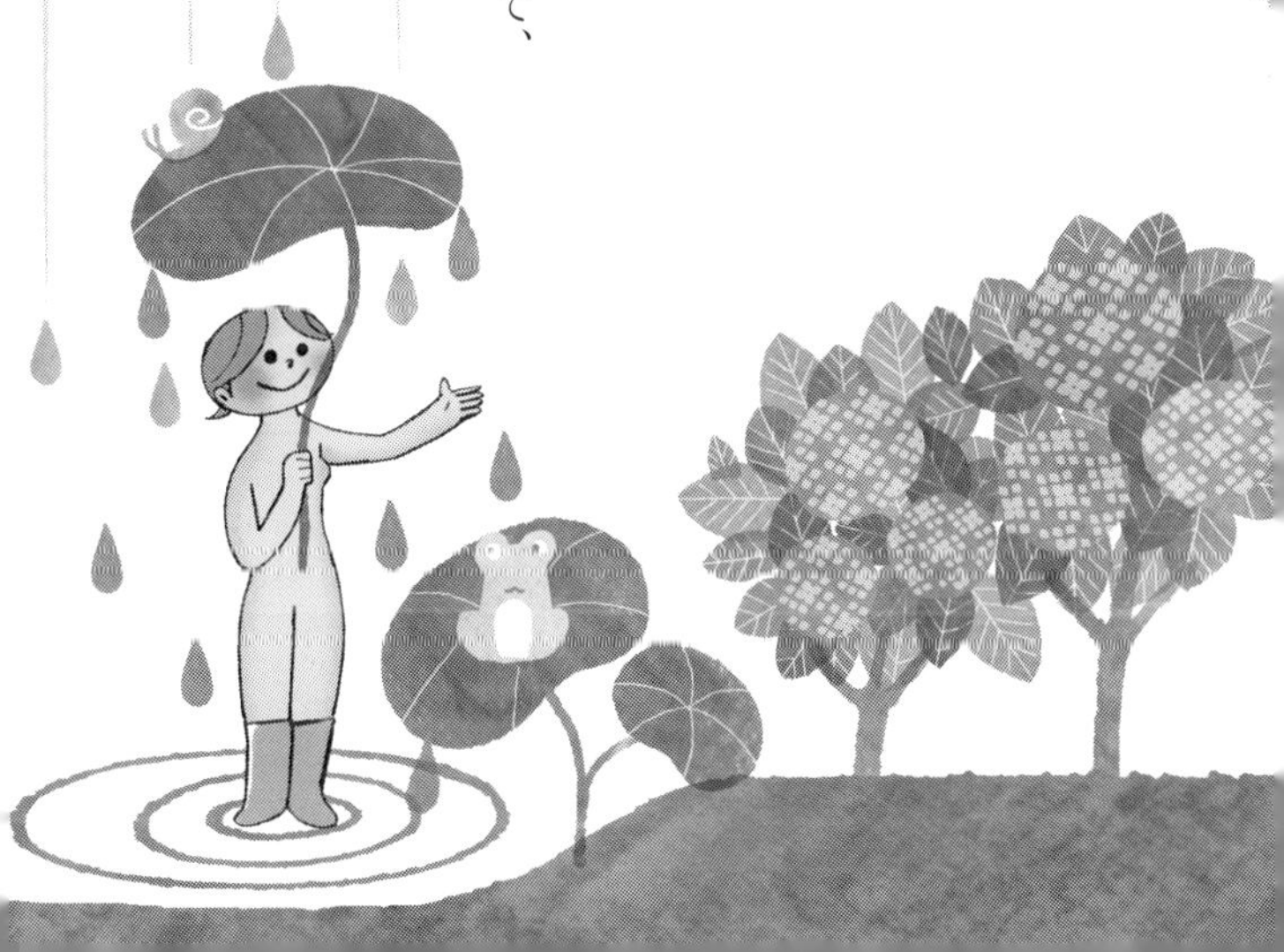

文月

ふみづき

夜空を見上げると天の川。
自分の中にある
本当の願いごとに想いを寄せて、
短冊に綴り、笹につるしましょう。

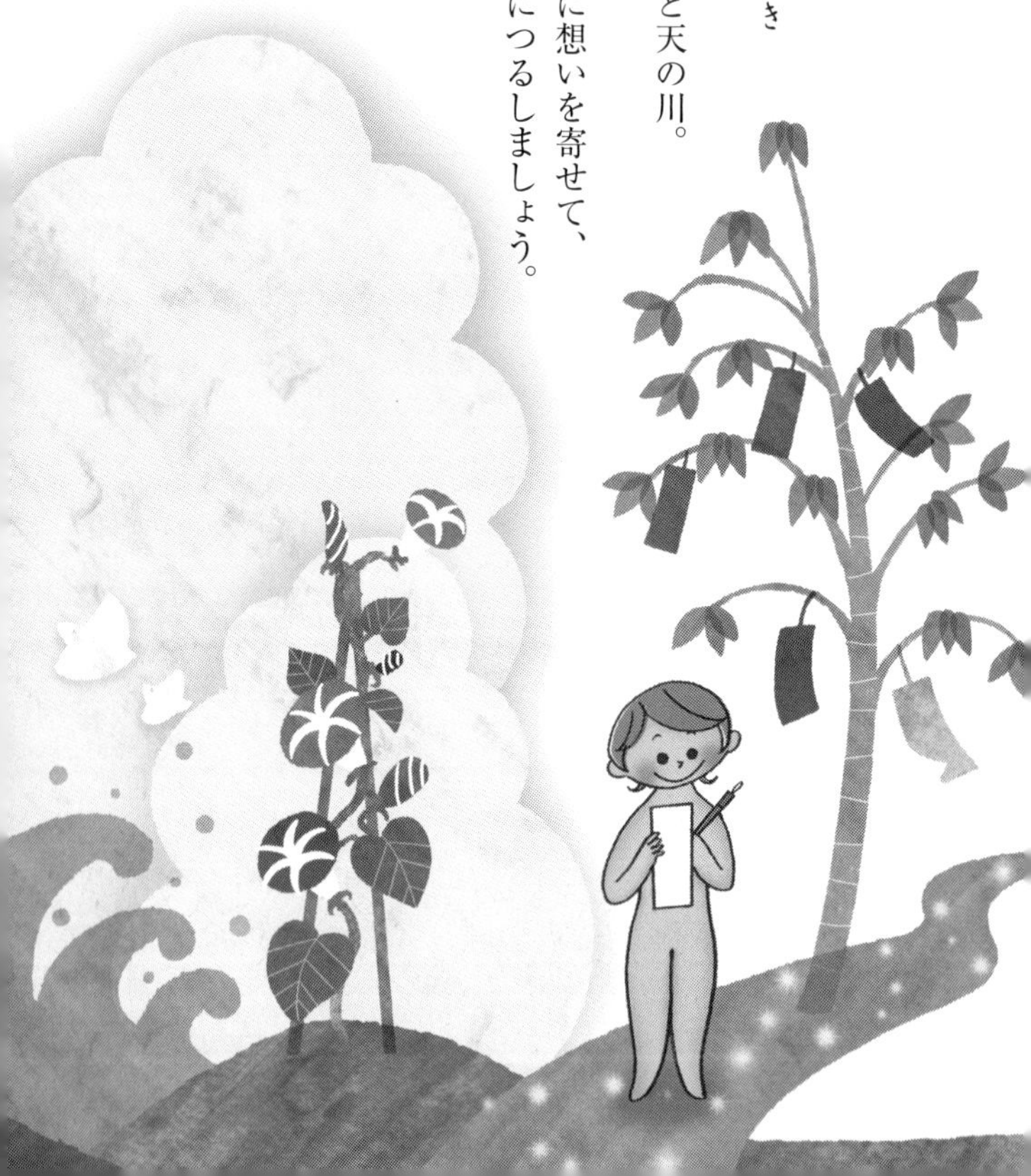

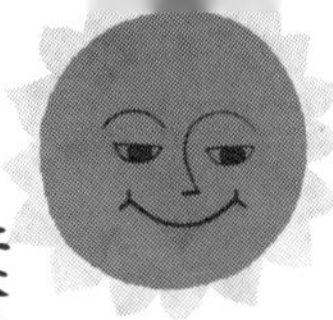

葉月

はづき

中秋の名月は一年で
最も美しい月と
言われています。
これから始まる
収穫期を前にして、
収穫に感謝する
意味を込め、
名月を鑑賞したいものです。

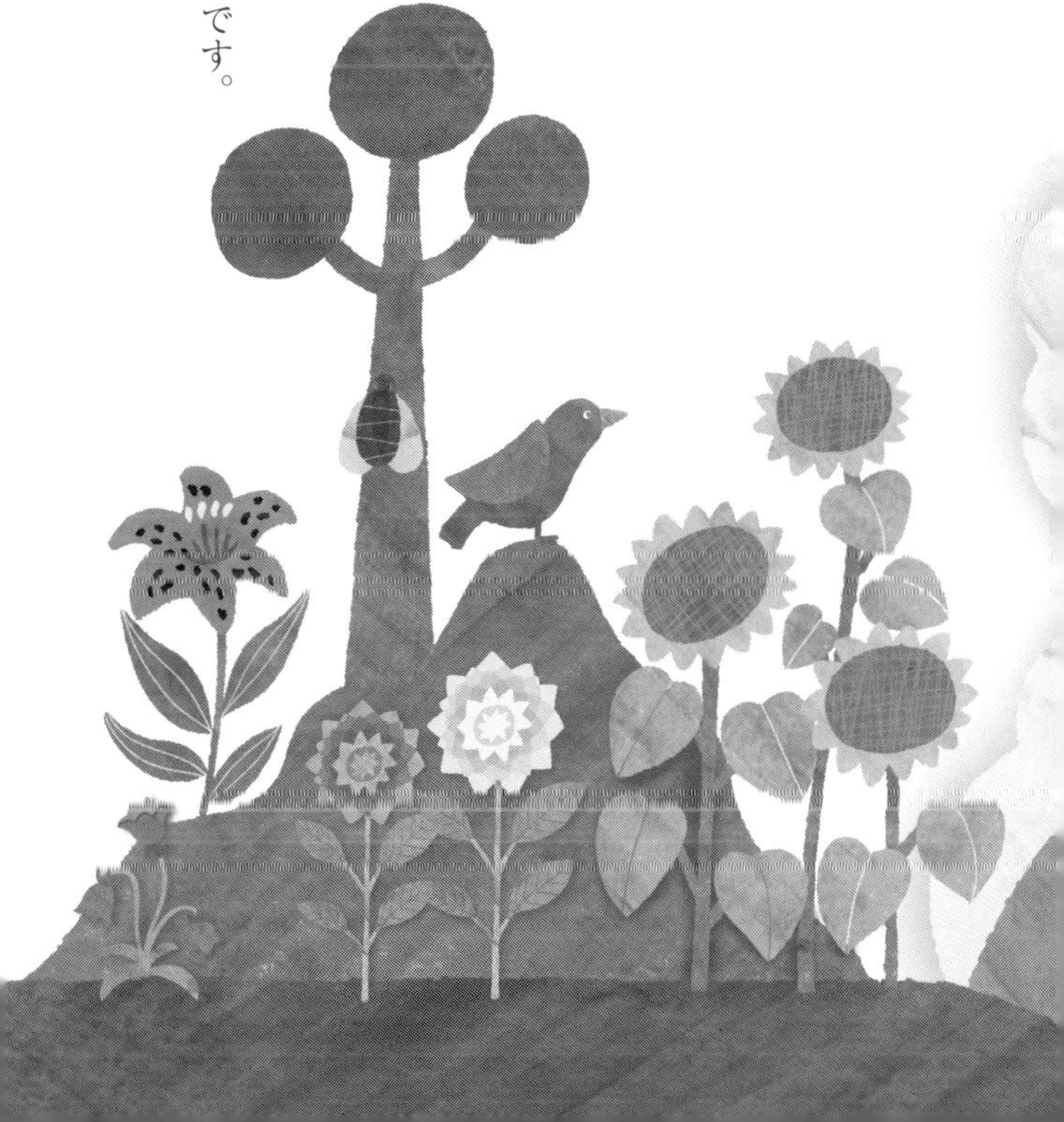

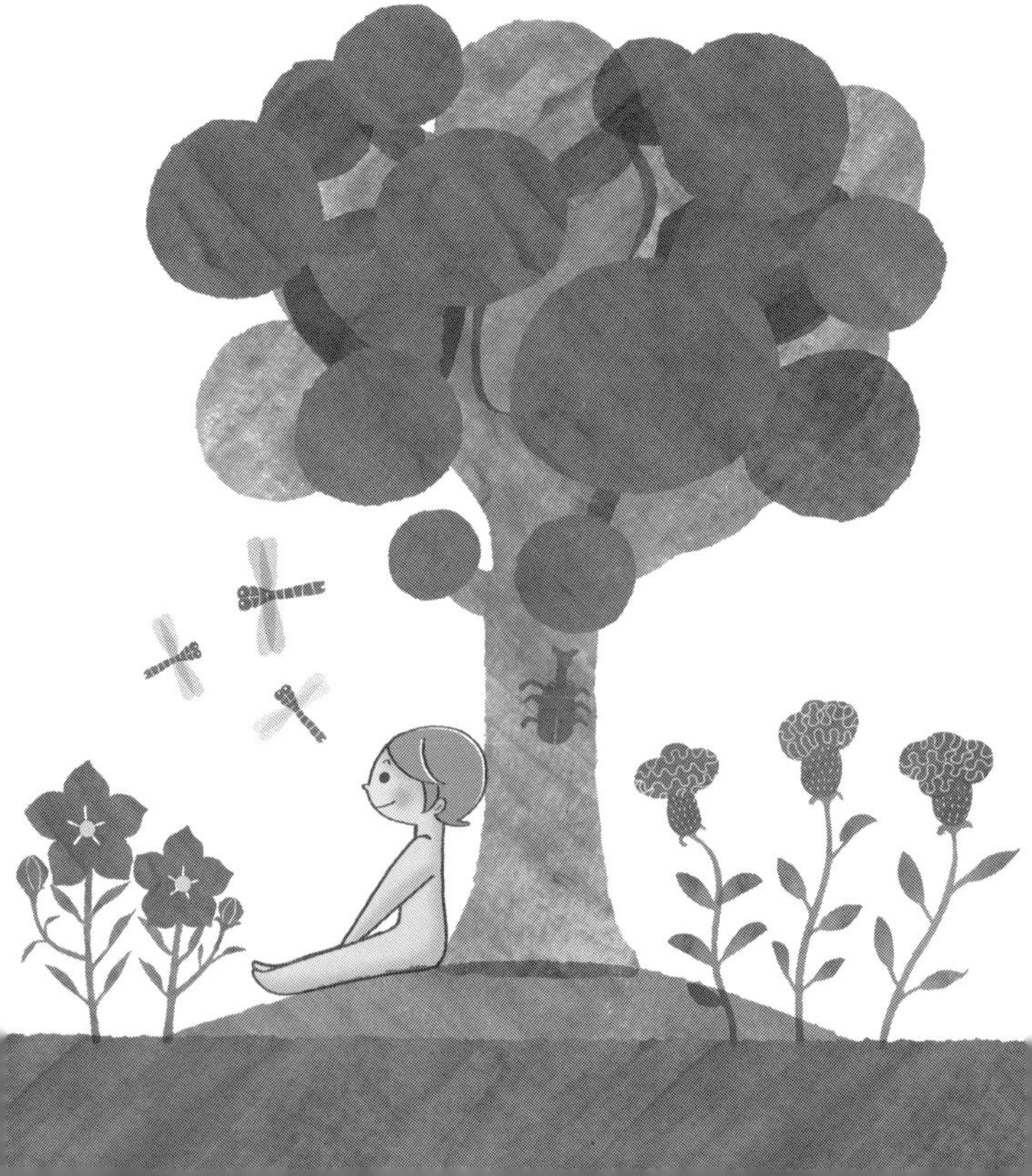

長月《ながつき》

稲穂がふくらみ、
渡り鳥や紅葉が見られるようになります。
繊細な感受性が高まり、
美しい自然や、芸術に接して、
感受性を磨くのに最適な月です。

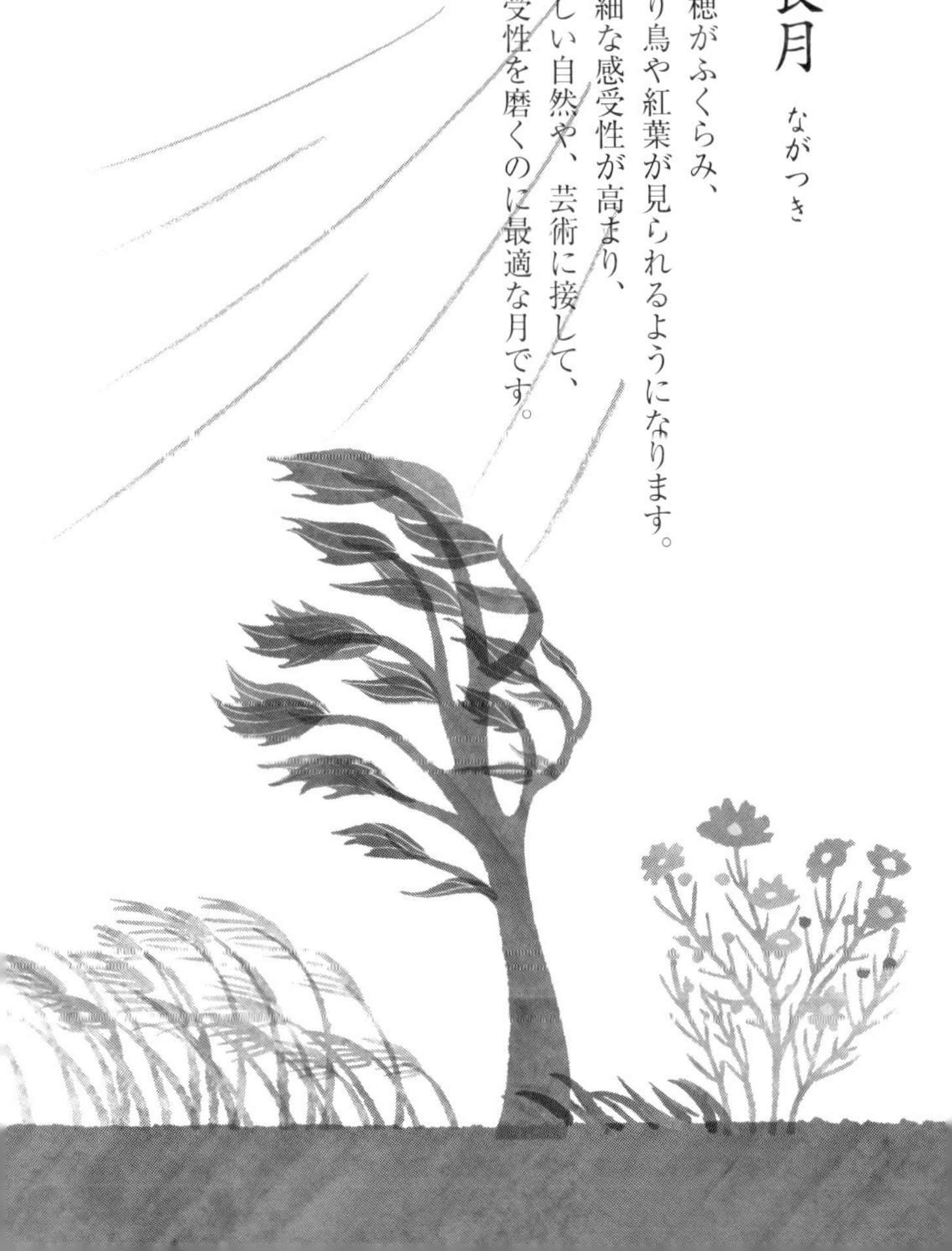

神無月

かんなづき

紅葉した葉は散り始め、
日暮れの時間も随分と早くなり、
なんとなくしみじみとした気持ちになります。
冬の始まりです。

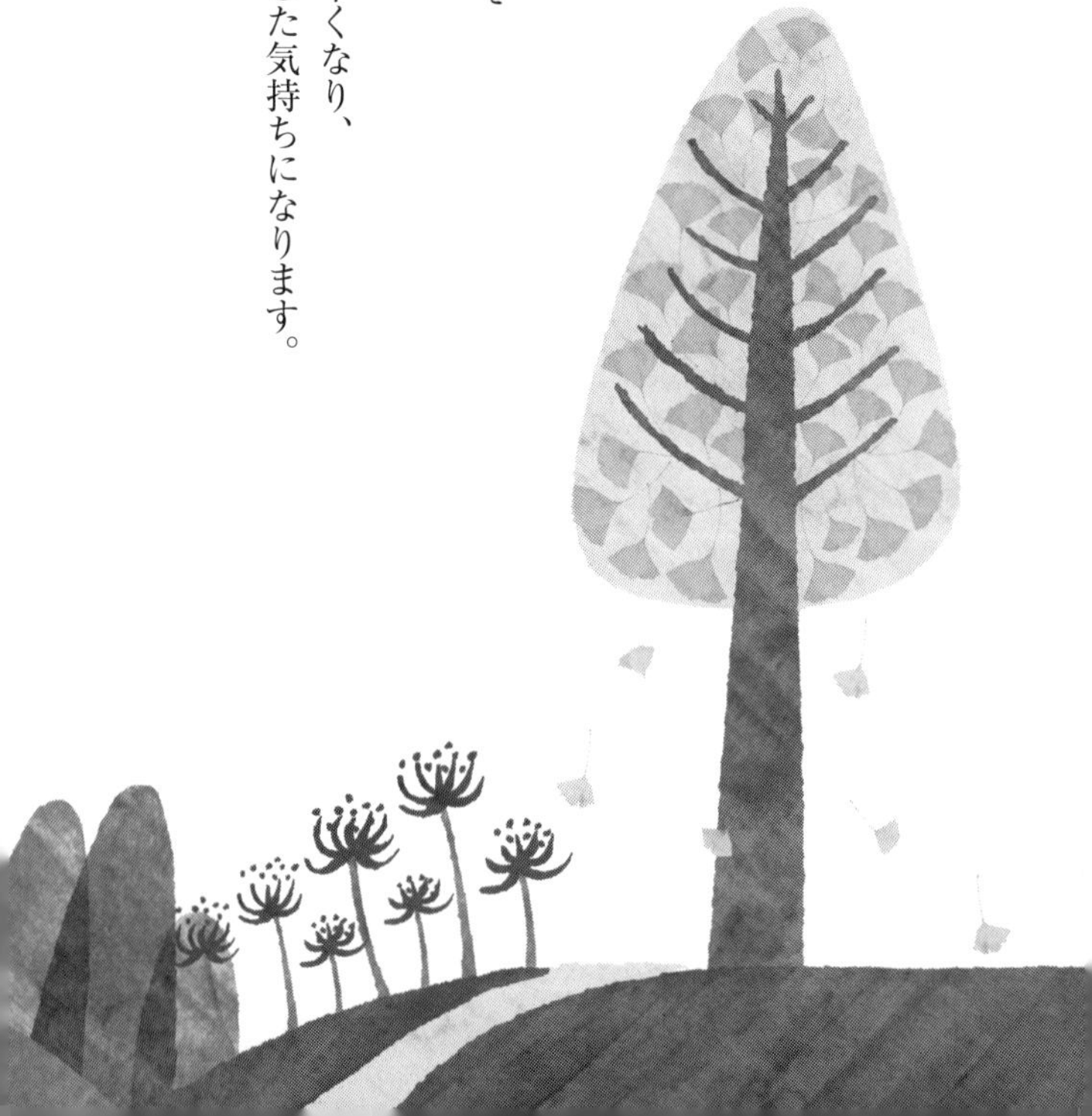

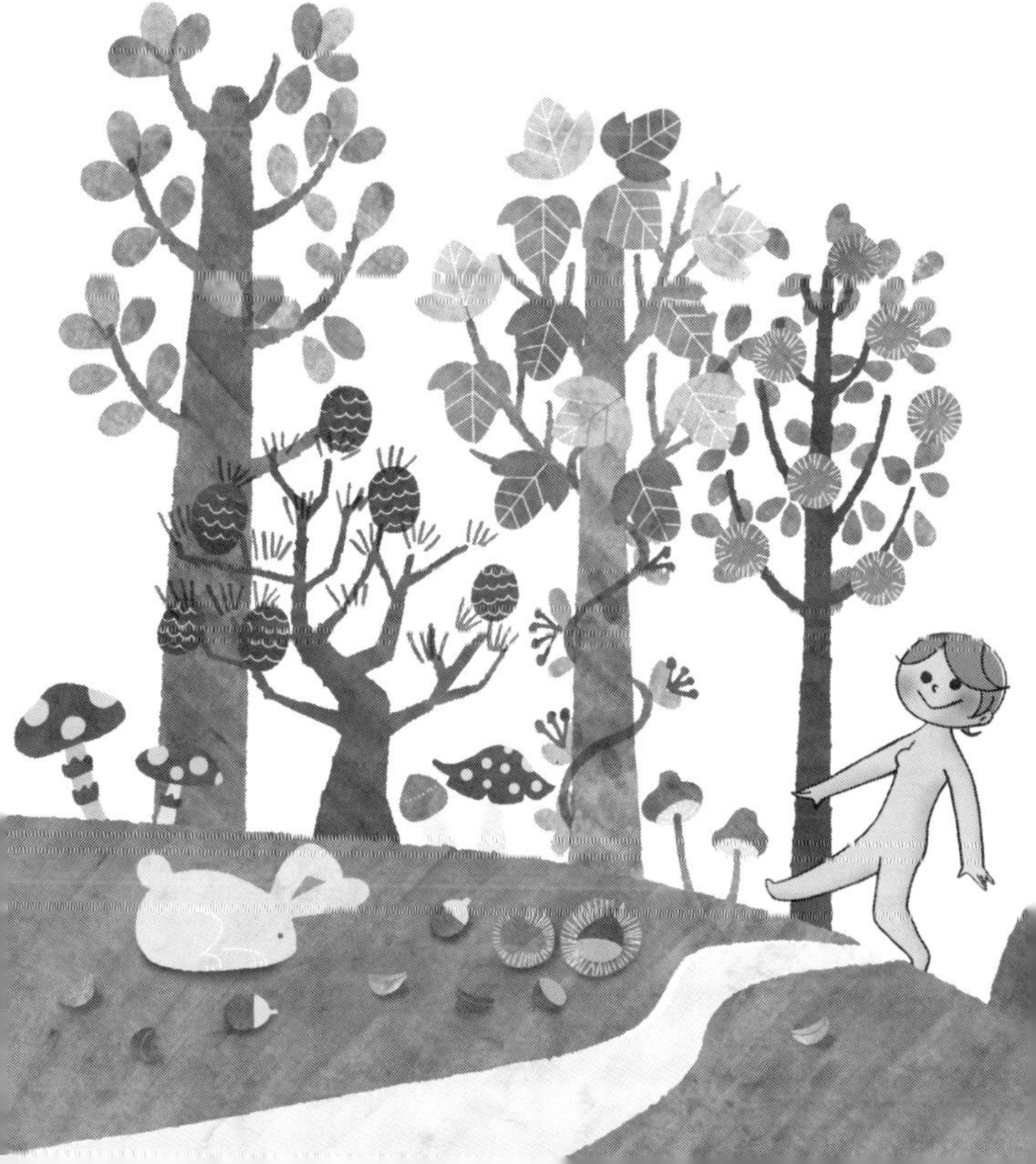

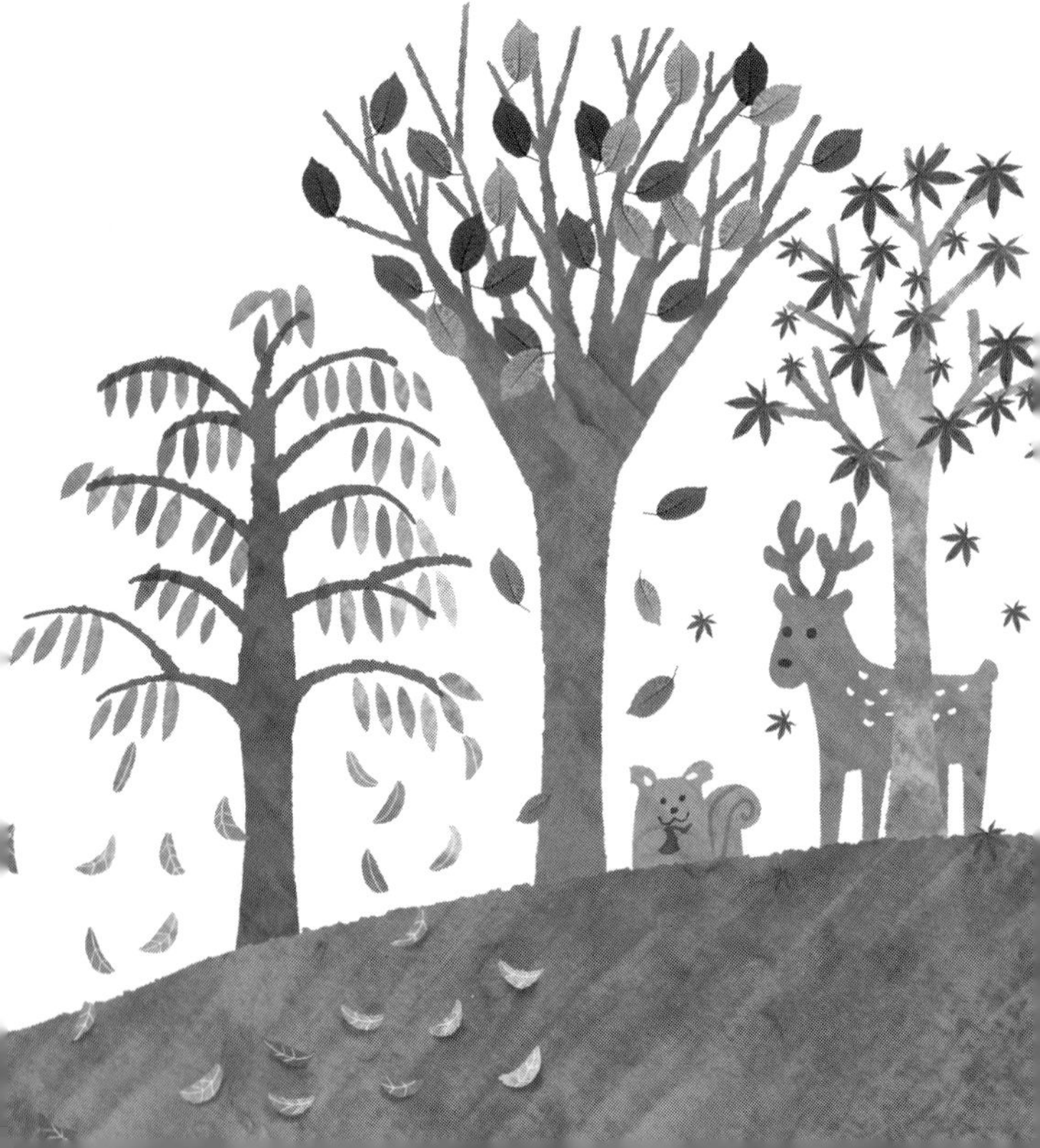

霜月

しもつき

一年で最も昼の短い冬至《とうじ》の頃は、
紅葉もすっかり終わり、
雪が降り出します。
山は白色に染まり、
熊やリスは冬眠に入ります。

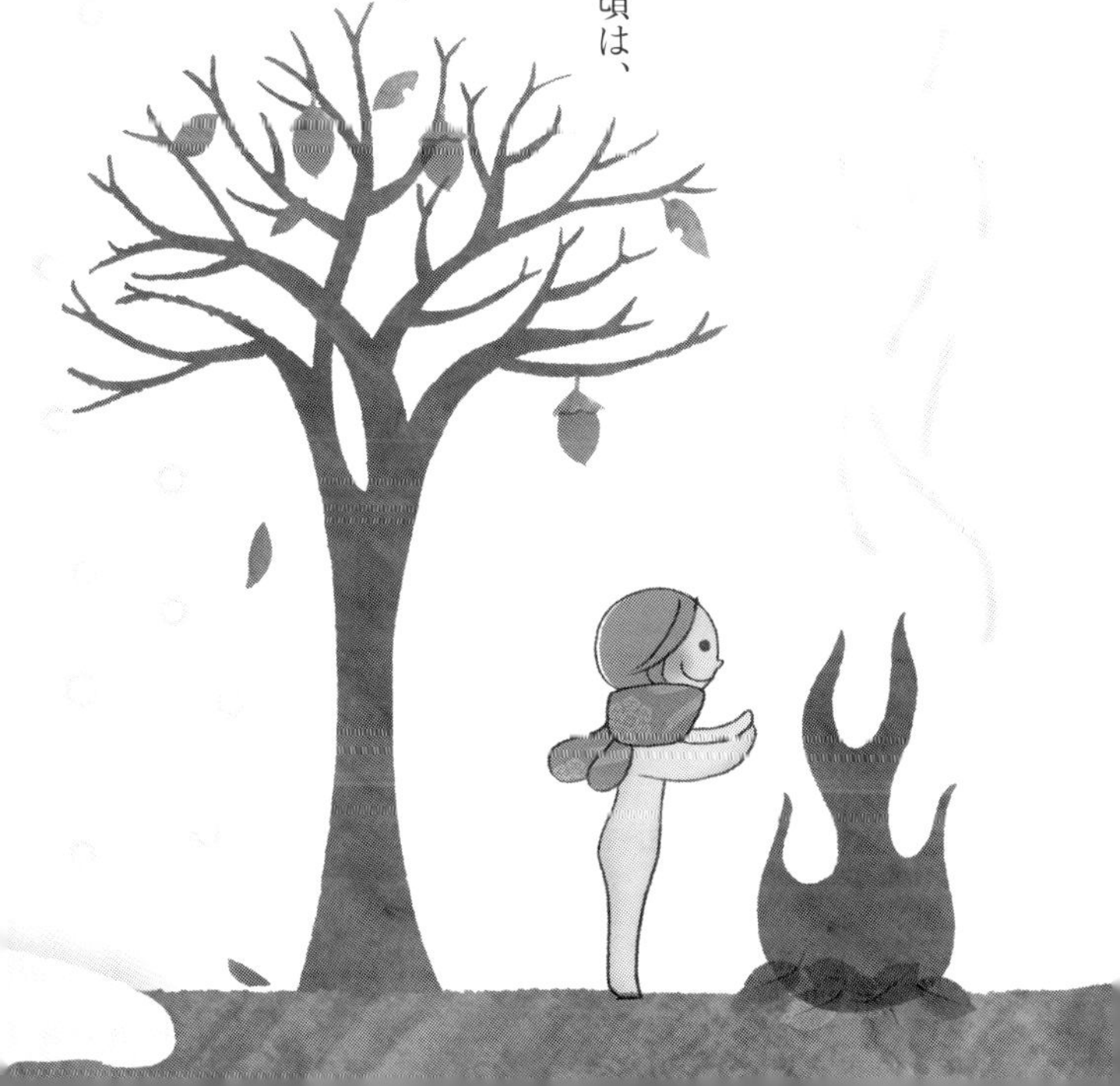

師走　しわす

「師が馳せ走る」ほどにあわただしい月。
大晦日《おおみそか》には全て片づいて……。
年越しそばを食べ、除夜《じょや》の鐘の音を聞きながら、
一年を無事に過ごせたことに
感謝できるといいですね。

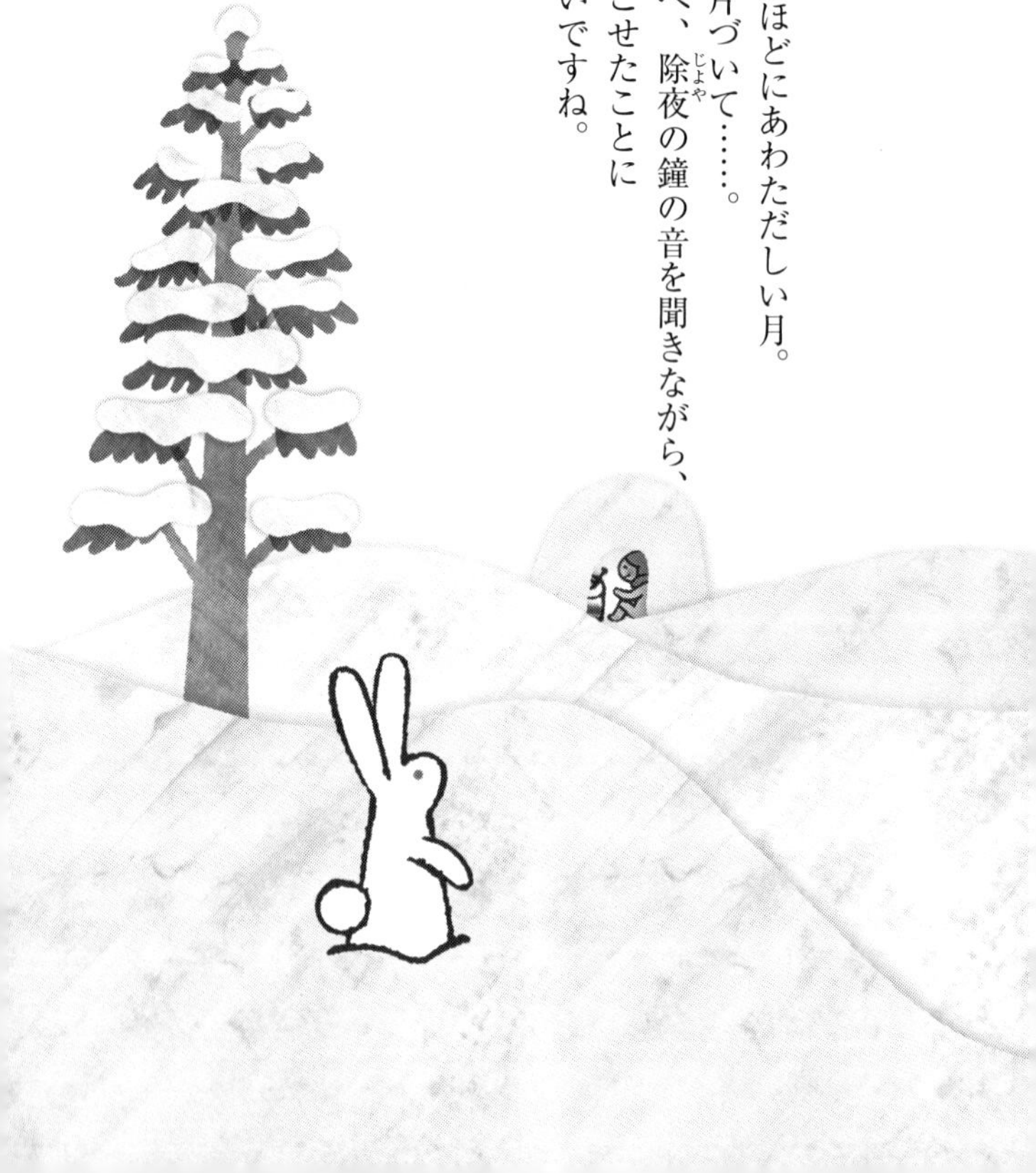

単行本スタッフクレジット

企画・編集　包山奈保美　㈱風讃社

編集協力　山﨑義高

イラスト　加藤マカロン

＊旧暦部分は、212頁の鈴木充広氏の監修協力を得た。

睦《む》月《つき》

時期：新暦の1月下旬から3月中旬ごろ
季節：初春

睦月の名前の由来は、

「お年寄りも若者も子どもも身分の上下も関係なく、親族一同集って仲睦まじく楽しく過ごす月」というところから「睦む月」が転じて呼ばれるようになったそうです。

お正月には家族や親族がそろっておせち料理を囲みながらのんびりと過ごしますもんね！

ただし、旧暦の元日は今でいうと1月下旬から2月中旬、約1カ月ほど後ろにずれた時期です。

そういえば年賀状に『迎春』とか「新春のお慶び」などと書いてあって「まだ春じゃないのに……」と思っていましたが、そろそろ梅の咲き始めるこの時期なら「なるほど！」と納得です。

元日を前後して二十四節気の「立春」があり、冬の寒さもここをピークにだんだんとゆるんでいきます。

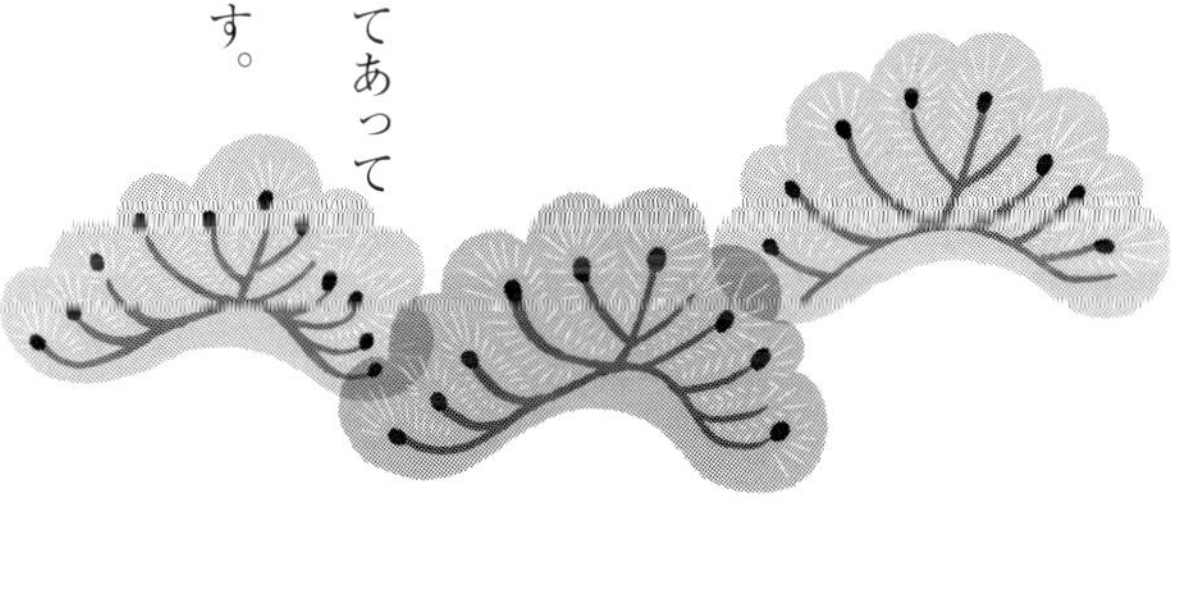

祭事や行事

●正月・元旦　時期：1月1日（立春前後の新月の日）

この日を「旧正月」と呼び、中国、韓国、台湾や沖縄などでは、新年を祝います。新暦の正月より旧正月のほうが重視されます。元旦は新年の元日の朝のことです。「旦」の字は水平線の上の太陽、初日の出を表わしています。

●節分《せつぶん》　時期：立春《りっしゅん》の前日

一年の始まりである立春の前日、年を分ける「節分」の日には、炒った豆を歳神に供えたあと、その豆を年男（その年の干支《えと》の生まれ）が「鬼は外、福は内」と呼びながら撒きます。このとき蒔かれた豆を自分の年の数あるいは、年の数よりも一つ多く拾って食べ、一年の無病息災を願います。

●立春　時期：新暦の2月4日辺り

春の初め。正月節。この日を迎えることを「寒明《かんあ》け」といい、気温としては寒さのピークですが、この日を過ぎると少しずつ寒さがゆるみ始め、春の気配を感じるようになります。立春から数えて88日目を八十八夜、210日目を二百十日、220日目を二百二十日と呼びます。

●人日《じんじつ》の節供（七種の節供）　時期：1月7日（新暦の2月上旬から下旬辺り）

七草粥を食べる日です。「春の七草」は、セリ、ナズナ、ゴギョウ（母子草《ははこぐさ》）、ハコベラ、ホトケノザ（土器菜《かわらけな》）、スズナ（蕪）、スズシロ（大根）。もともと中国で、元日の邪気を払うことに始まったとされています。一年を通じて病気にかからないようにという祈りを込めて食べましょう！　七草にはいずれも、消化を助ける作用や血圧を下げる作用があり、冬に不足しがちなビタミンの補給、お正月の間に食べ過ぎてしまった胃腸の疲れを癒す効果もあります。

●**雨水《うすい》**　時期：新暦の2月19日辺り

空から降るものが雪から雨に変わり、雪が溶け始めるころ。春一番が吹き、鶯の鳴き声が聞こえ始める地域もあります。昔から農耕の準備を始める目安とされてきました。

張りつめた神経をゆるめて春の準備

この月の身体は……

新暦のお正月が落ち着いた頃、
1月下旬から2月上旬頃が旧暦のお正月です。
季節は初春、いよいよ春の始まりというものの、
寒さの厳しさは一年でいちばん。
寒さで縮こまった身体の緊張もピークを迎えます。
しかも、空気の乾燥に要注意。
普段の月よりずっと目に疲労が来やすいので、
仕事でパソコンを使う人は格別のケアが必要です。
この時期の身体は、神経系統が活性化している分、
ピリピリと張りつめやすくなってきます。
目、指、頭、首周り、肩などがガチガチになってくるほど
エネルギーの流れが上半身に昇ったまま滞り、

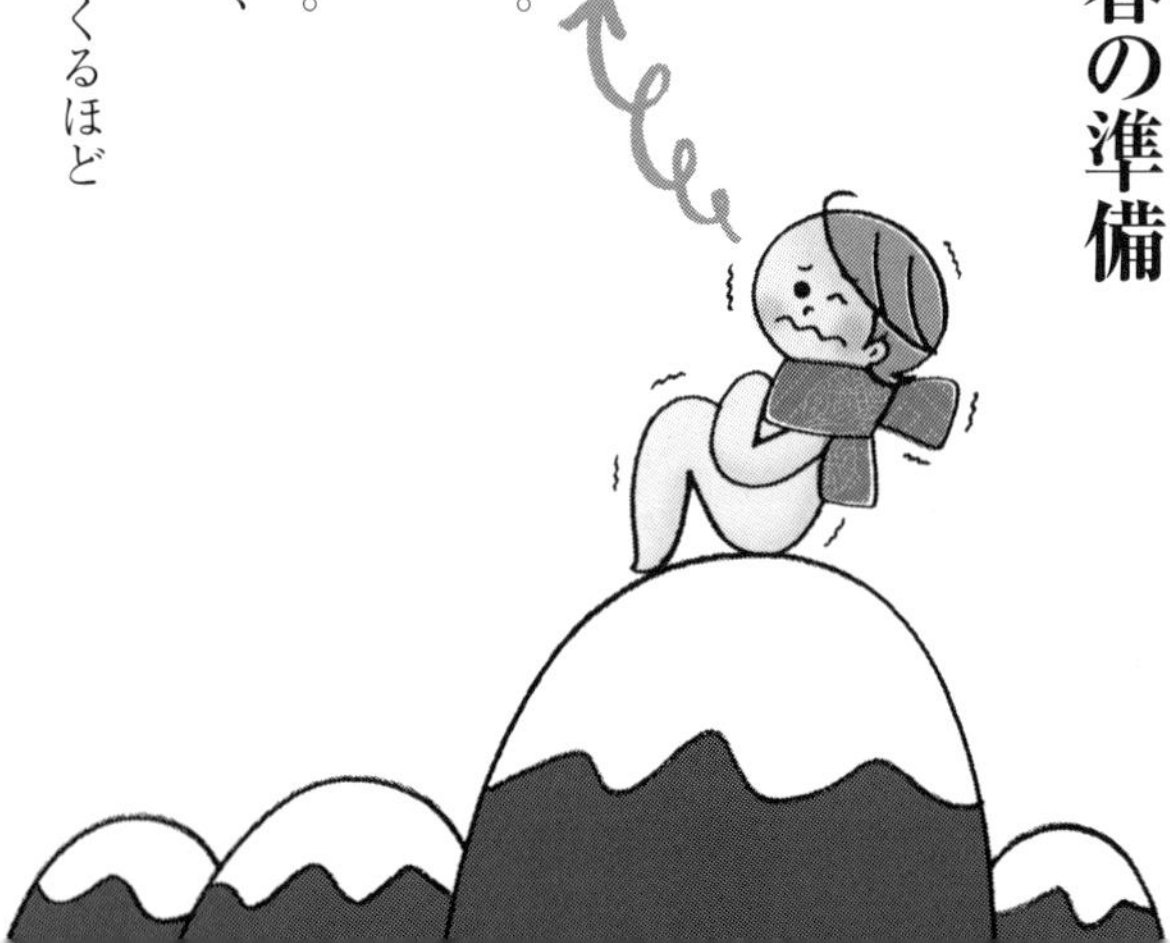

足元がいつも冷えびえなんてことも起こります。
でも、この時期の身体の中では、
春に向けての準備も着々と行なわれ始めているのです。
この月の身体に対して自分でできることは、
まず張りつめた神経系統からゆるめてあげること。
たまには積極的に
〝アクビ〟をしてみるなんていかがでしょう。
口を大きく開いて気持ちよく
アクビを連発してみましょう。
上半身の緊張や指先などの
末端の強張《こわば》りをゆるめることで、
だんだんと氷が溶けるように
上半身の滞りが溶け、
身体は春を迎えます。

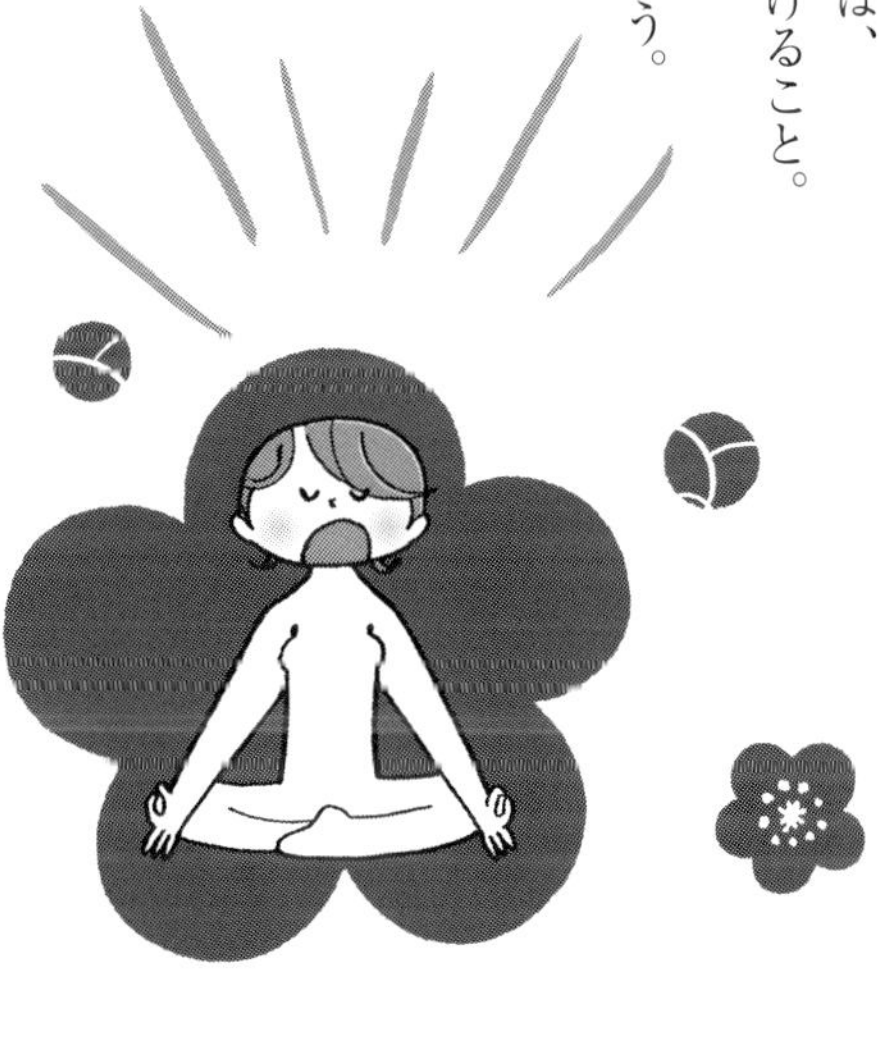

春の身体への準備

アクビ

梅の花が咲き始める頃から、
身体の中の「春への始動」は本格的になってきます。
張りつめた神経系統をゆるめるのには、
まず誰にでもできたはずの
「アクビ」からやってみましょう。
最近、赤ちゃんのように
気持ちよくアクビしたことがありますか。
腕を広げ、大きな口を開けたまま、
吸い込んだ息をたっぷりと吐いていく……。
赤ちゃんのアクビのいいところは、
誰にも気兼ねしていないところです。
大きな口で伸びやかに！

まるで全身が〝アクビ〟そのものです。
「アクビなんてはしたない……」なんて思わずに、
どうか自分にアクビをすることを
許してあげてください。
何度でもアクビが出るようならしめたもの。
涙や鼻水が出るとその分、
目や頭の緊張が取れてきます。
何よりみぞおちがゆるむのです。

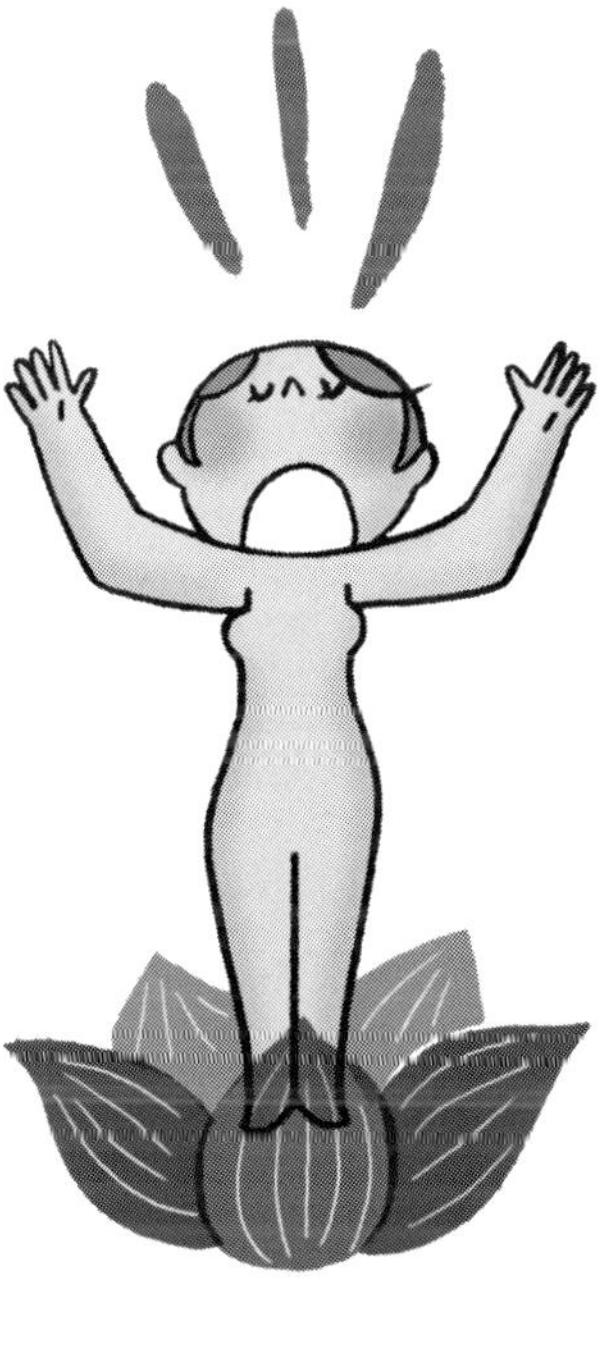

神経系統を休めるのなら指湯

5本の指がまとめて入りそうな、保温性の高い容器を用意します。深さは人差指から小指までの第三関節までがスッポリと入るぐらいのものがいいでしょう。「ちょっと熱めだけど、でも心地いい」くらいの温度のお湯を張ります。

指をお湯に浸したとき、指によって温度の感じ方が違うのにも注目してみてください。

感覚の鈍っている指は、熱さが感じられないことがあります。じんわりとほどけていくような感覚を味わったら、指をお湯から上げ、丁寧に一本一本乾いた布でよく拭きます。鈍かった指だけもう少し浸してみましょう。

頭がギュッとしていたり、肩口が詰まりやすいなと感じているときには、手の親指だけでも有効です。

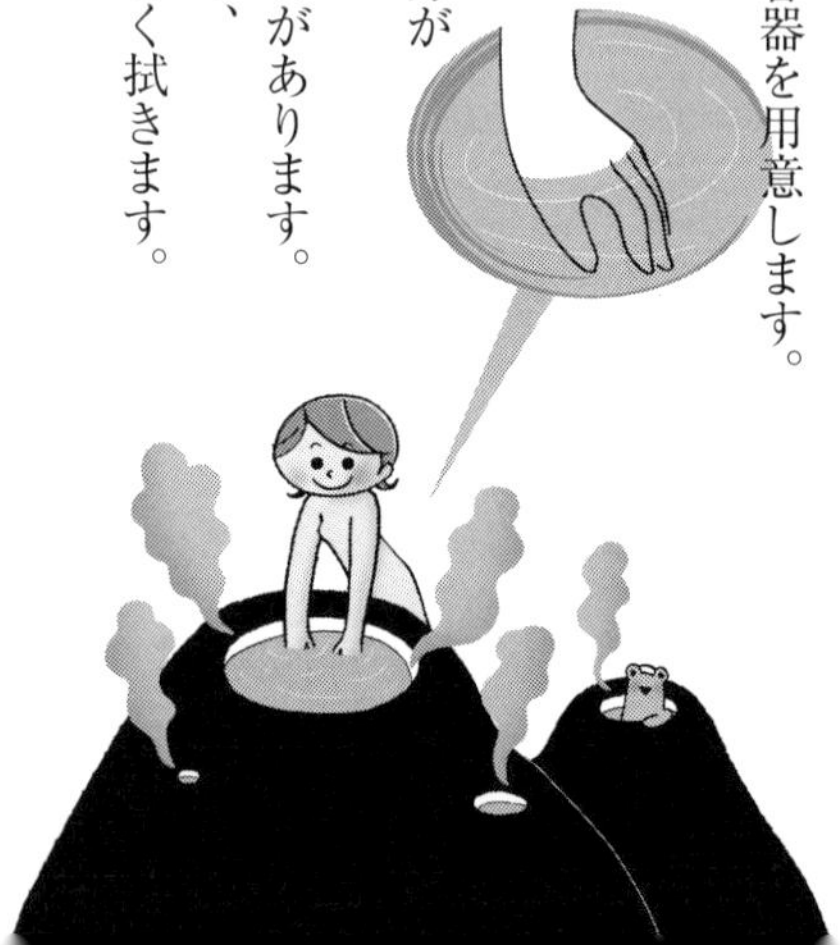

第二関節が隠れるまでたっぷりと熱めのお湯に浸してください。
お寿司屋さんの湯飲みくらいの大きさがあれば充分です。
お湯からあげたあとは、親指の中心を真っすぐ伸ばすように、
根元から先端に向けてよく拭いておきます。

呼吸をラクにするなら肘湯《ひじゆ》

湯の中に片肘を浸し、肘の先端が
ホワーッと溶け出すような感覚が出てくるまで待ちます。
テーブルの上などに器を置いて、
肘《ひじ》に気持ちが集中しやすい姿勢を取りましょう。
お湯が冷めやすいので、傍にはポットに入れた熱いお湯を用意して、
差し湯でその都度、湯加減を調整します。

ただし、いつまでもダラダラやらないように。
最初は5～6分を目安に。
よく拭いたあとは、すぐに服に袖を通して
肘を冷やさないようにしましょう。

目を休める

眼窩《がんか》を押さえる

パソコン作業は視神経にかなりのダメージを与えます。
疲労の抜けない充血状態や、
空気の乾燥によるドライアイが続きます。
目が疲れていると、目玉のすぐ上の
眼窩という骨のくぼみが落ちてきます。
その部分に親指の腹で目元から目尻に向けて、
少しずつたどりながら軽く押し上げるようにします。
骨のくぼみのどこかに
〝ちょっと痛いけどなんとなく気持ちいい〟という
場所があったら
そこから上に向けて柔らかく押さえると、
目が少しラクになります。

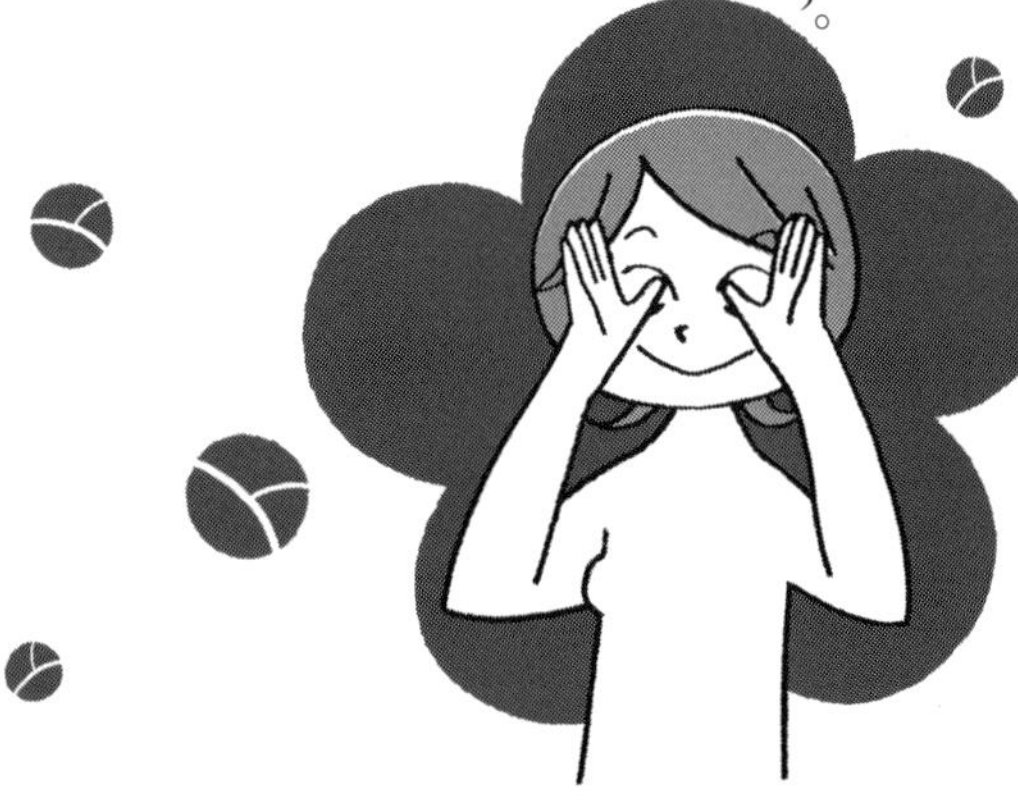

目に手をあてる

手のひらの真中の窪みを、
目の玉の上に軽くのせるようにあてます。
指先は軽く閉じたほうがおさまりがいいです。
その際、腕を上げておくのがキツい場合は、
横になり、仰向けになってもいいでしょう。
部屋の電気は暗くしたほうが目は休まります。

首の後ろ側と後頭骨はこわばらせない

首の後ろには頸椎《けいつい》があって神経の要所になっています。
頸椎と頭部の重なりあう辺りにある後頭部の骨を後頭骨と言います。
冬はこの後頭骨までギュッと閉じてしまうのです。
余りギュッと閉まった感じが強い場合は、
その部分に蒸しタオルをあてると即効性があります。
首の後ろ側も同様です。
ただし温めたあとの〝冷え〟にご用心。
気持ちいいからと、冷めてしまったタオルを
あてたままにしないように。
それだと却って冷えによる硬直が起き、
逆効果になります。
ゆるめたあとはスカーフやタートルネック、
帽子などで保護してあげてくださいね。
これらを使うことで、洋服を一枚着るのと同じくらい
温かさがキープできますよ。

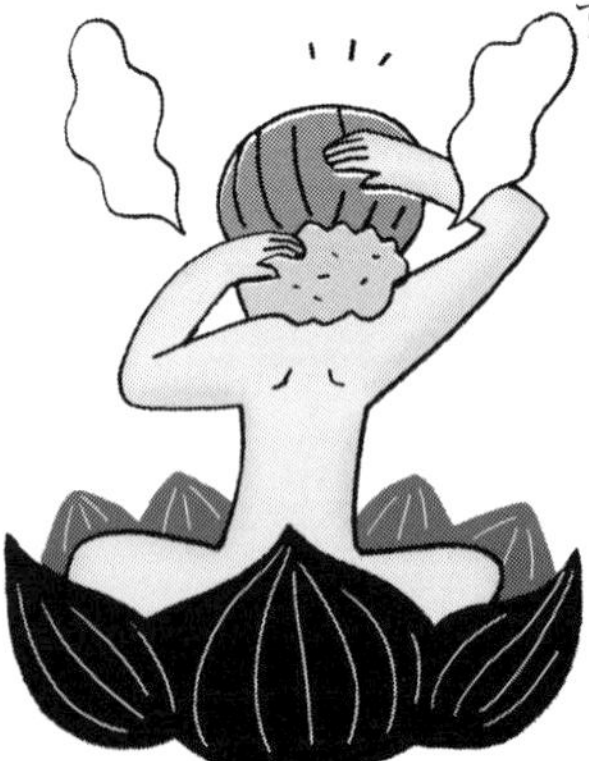

耳を引っ張る

この時期は、耳殻《じかく》の部分もキュッと小さく固まって耳の内側に丸まりがち。
そんな耳の周囲の部分を親指と人差指で柔らかくつまんで、
外に向かって広げるように伸ばしてあげると
耳の穴までつながる感覚が出てきます。
耳の穴を全方向に耳に沿って開くつもりで
耳殻をつまみながら引き伸ばしてみましょう。
耳たぶはお釈迦様の耳のように下の方向へ。
実際、耳の穴は開いているほうが人の話も
よく聞けるもの。そして耳の穴が開くだけでなく、
目も開く!?　目がラクになる!?
さらに耳たぶを親指と人差指でそおっと挟んで
じっとしていると、おなかに気持ちが寄ってきます。
耳たぶが大きなことを「福耳」といいますが、
身体の中のつながりにおいても、いいことがたくさんあるようですよ。

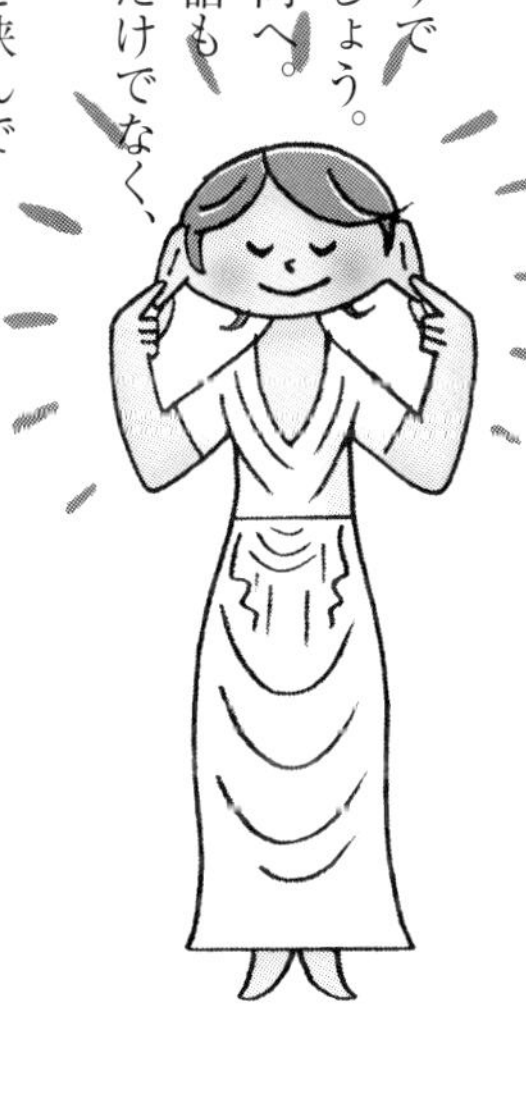

乾燥対策、オススメは湯気

夜のお布団には湯たんぽ

電気毛布や電気あんかより、なんといっても湯たんぽ！
熱源を湯にすると、身体の乾燥が防げます。
それに自然な温かさが心地いい。
眠ったあとにだんだんと
温度が下がるので身体にも優しい。
眠る前に湯たんぽを、
先にお布団に入れて温めておくのも手。
肩甲骨の間にぬくもりがくるように置いておくと、
布団に入ったとき、
胸がホワッとして気持ちがいいですよ。

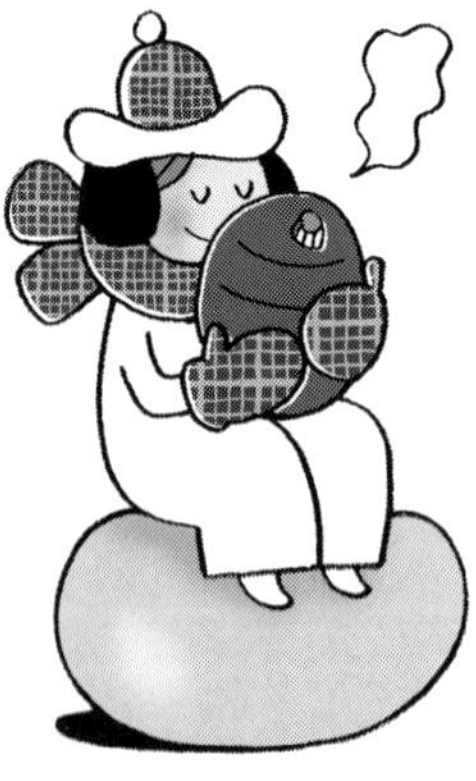

蒸しタオル

蒸しタオルは本当は蒸したものがいちばん冷めにくく、身体への熱の浸透率も高いのです。
電子レンジは便利で、すぐに温まりますが、冷めるのもすぐです。

蒸し器がない場合のオススメは、やかんの熱湯をタオルの一部にかけ、残りの乾いた部分でクルクルと巻いて（手で絞るとヤケドしますからね）、全体に熱湯を湿らせると、即席の蒸しタオルとして使えますよ。

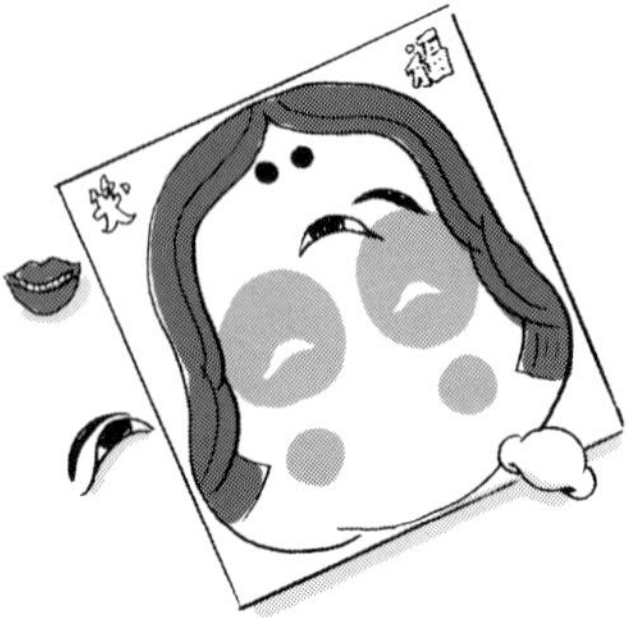
福
笑

如月《きさらぎ》

時期：新暦の2月下旬から4月中旬ごろ
季節：仲春

如月の名前の由来は、
「布《きぬ》を更に着る月だから衣《き》更着《さらぎ》月」
というところから転じて呼ばれるようになったそうです。
一旦やってきた暖かさに一度は着物を脱いだものの、
寒の戻りで着直すことを
「衣更着」と呼んだのが始まりだと
言われています。
二十四節気の「啓蟄《けいちつ》」「春分」があり、
冬ごもりの虫たちもいよいよお目覚め、
いよいよ春らしくなってきて
桜の花も咲き始めます。

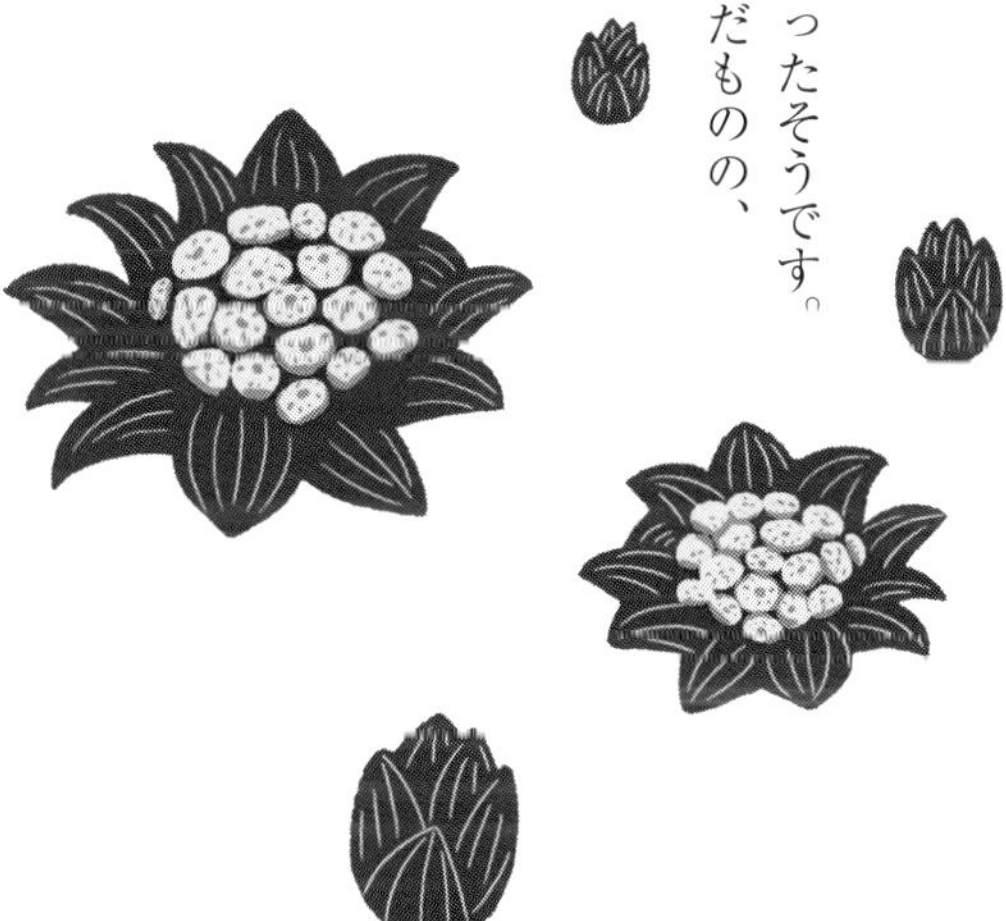

祭事や行事

●お水取り　時期：2月1日から14日（新暦では月遅れの3月1日から14日）

奈良の東大寺、二月堂で2週間にわたり行なわれる法要である修二会《しゅにえ》の中で行なわれる行事のことです。12日深夜（13日早朝）には、若狭井戸の聖水が本尊の十一面観音に供えられ、その後、一般の参詣客にも少しずつ配られます。この日は近畿圏にとどまらず、全国各地から多くの人々が参詣します。お水取りが終わるといよいよ桜の咲く春がやってきます。

●啓蟄《けいちつ》　時期：新暦の3月6日辺り

大地が暖まり冬眠をしていた虫が穴から出てくる頃です。柳の若芽が芽吹き、ふきのとうの花が咲く、野山には紋白蝶を見ることができます。

●春分《しゅんぶん》　時期：新暦の3月21日辺り

昼と夜の長さがほぼ同じになる日です。この日を境に昼間のほうが長くなっていきます。夕日が沈む頃にふと空を見あげて「昼も長くなってきたナ～」なんて春の息吹を強く実感することができます。

●お彼岸《ひがん》　時期：春分を挟んだ前後3日、7日間

もともとは煩悩を脱した悟りの境地を彼岸と呼びました。お彼岸にはお墓参りをしましょう。お墓に手を合わせて楽しいこと、よかったことを報告しましょう。それは自分自身を綺

麗にし、ご先祖とのつながりを強くすることでもあります。

●涅槃会《ねはんえ》　時期：2月15日（新暦では月遅れの3月15日）

お釈迦様の入滅日（亡くなった日）に各寺院で法会が行なわれます。お釈迦様が沙羅双樹《さらそうじゅ》の間に頭を北に向け（俗に言う北枕）、右脇を下にして安らかに仏になる瞬間の涅槃図を絵解きすることによって怖いと思われていた「死」を安らぎの境地ととらえ、「生」と同じように祝福されるものとして身近に感じることができます。普段「生」や、とりわけ「死」についで考える機会は少なく、そういう情報は「隠すべきこと」として見えないようにされているのが今の時代ですが、よく生きる、美しく暮らすためには向き合うべきことのように思います。

蕾《つぼみ》が花開くように胸やおなかが柔らかにふくらみだす

この月の身体は……

如月はいよいよ春の気配が
濃厚になってくる月、
春の真ん中、仲春です。
そろそろ冬の気配は感じられなくなり、
冬ごもりしていた虫は目を覚まし、
ワラビ、ゼンマイなどの
春を告げる植物たちが芽を出します。
後半には桜も咲き始めます。
胸部も寒さで狭まり縮こまっていたのが、
だんだんと動き出し、開いてきます。
積極的に肩甲骨を動かしてあげることで胸の開きを誘導すれば、

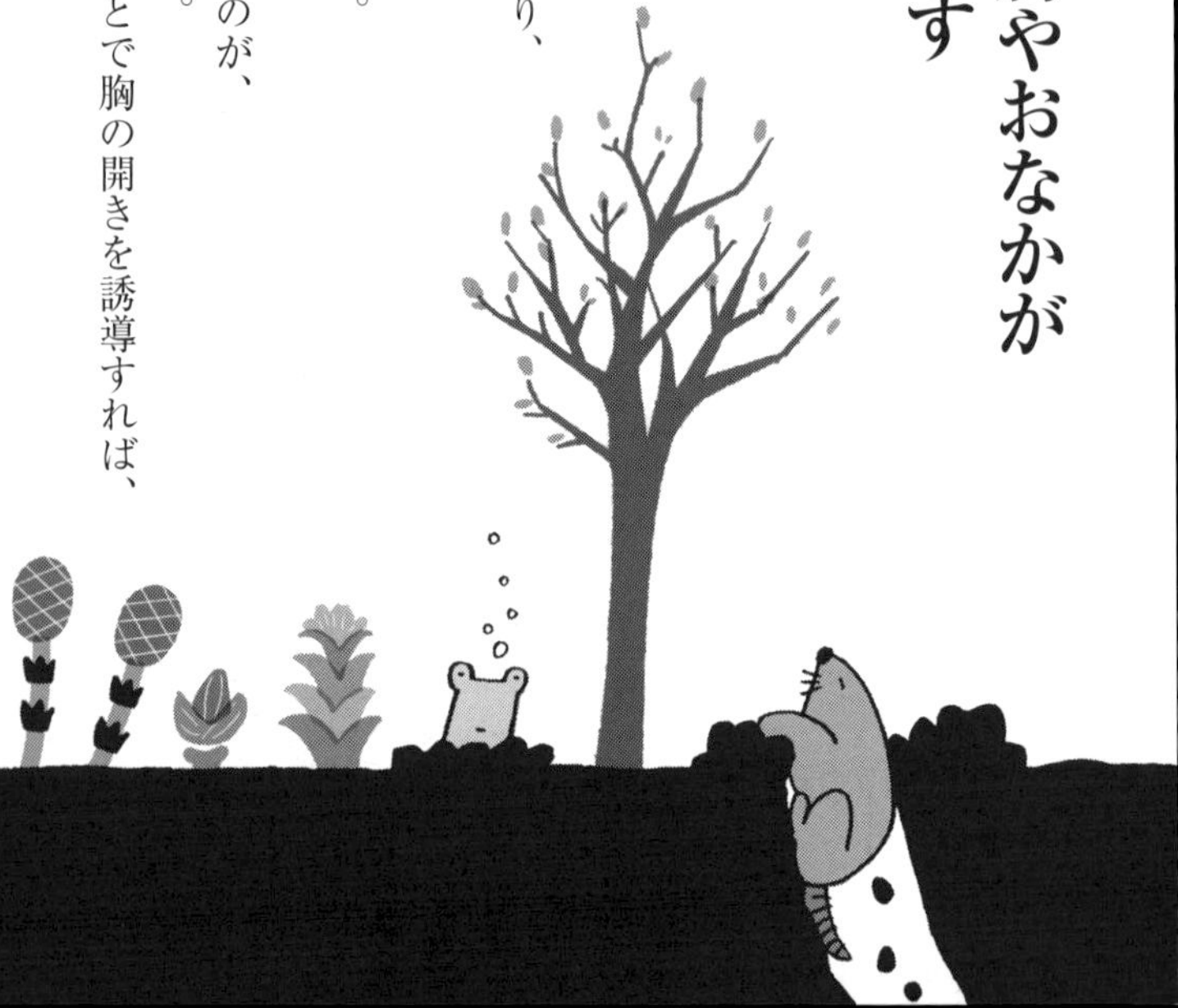

風邪や花粉症の予防や緩和になります。
そしてこの時期、春本番に向けて、
骨盤の動きは開く方向に向かいます。
このときのおなかは柔らかく、深くありたいもの。
おなかが硬いと喧嘩っ早くなったり、ひしゃげて力がないと
ウツウツと情緒が不安定にもなりやすい。
おなかの感覚を高めることは、
余裕ある日常生活を送ることにつながります。

自分のおへその位置は
目を瞑《つむ》っていても当てられますか？
実際におなかに手を添えて触れてみたり、
おなかの広さや深さを感じたりして、
もっと自分のおなかと仲良しになってみませんか。
おなかは、身体の中でも
生命力と深くかかわる部分でもあるのですから。

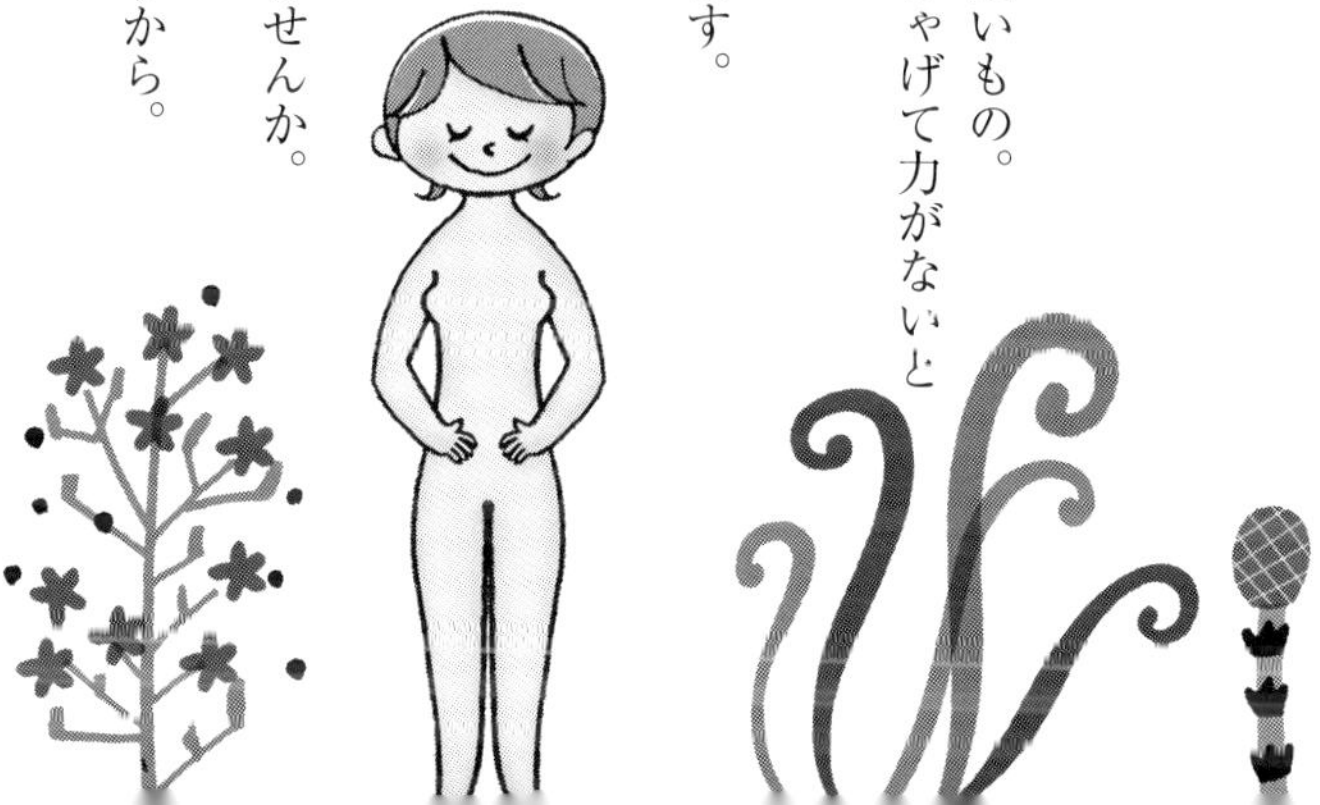

胸を開く

冬の寒さで前かがみ、縮こまっていた胸を
中からどんどん柔らかく開いていきましょう。
胸を広げるためにまず、できること。
それは肩甲骨を動かすこと、回すこと。
胸を直接開こうとするより、その裏側にある
肩甲骨を動かすことを意識します。
肩甲骨を回すためには肘《ひじ》で肩を回してみる。
前回りにぐるぐると、
次は逆の後ろ回りにも。
ゆっくりと、大きく。
肘を回して肩甲骨が回り、そして胸が開き始める。
遠回りのようだけど、これが身体には優しい近道なのです。

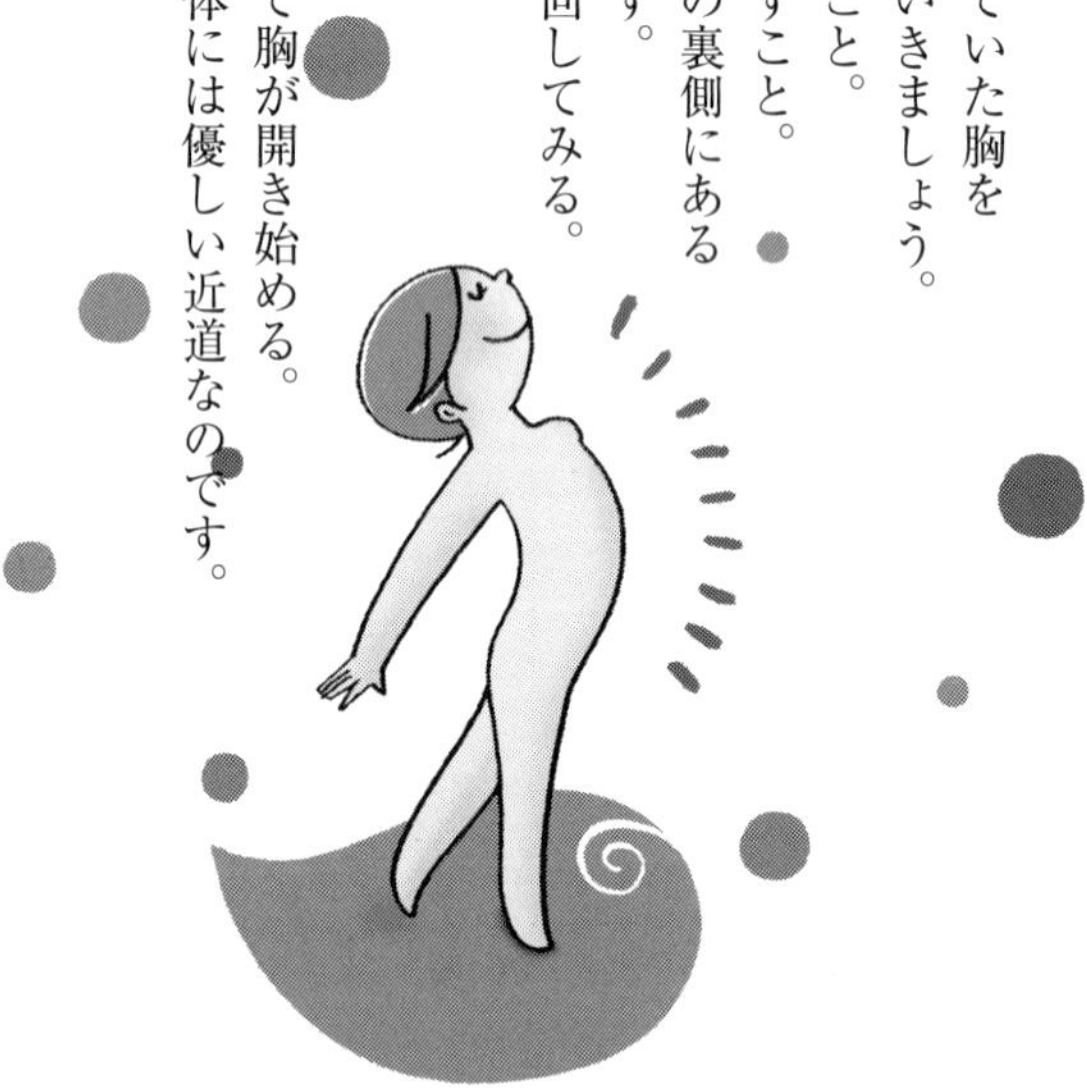

おなかの感覚を高める　その1

マッチ箱やおへそを当てる

まずは仰向けに寝ます。
仰向けに寝た人のおなかの上に、
こっそり空のマッチ箱を置きます。
どこに置かれたか指を差して当ててみよう！
次はおなかのどこにおへそがあるのか、
自分の人差指で指差してみましょう。
おへそはどこかな？
ちゃんとおへその位置を指差せるかな？

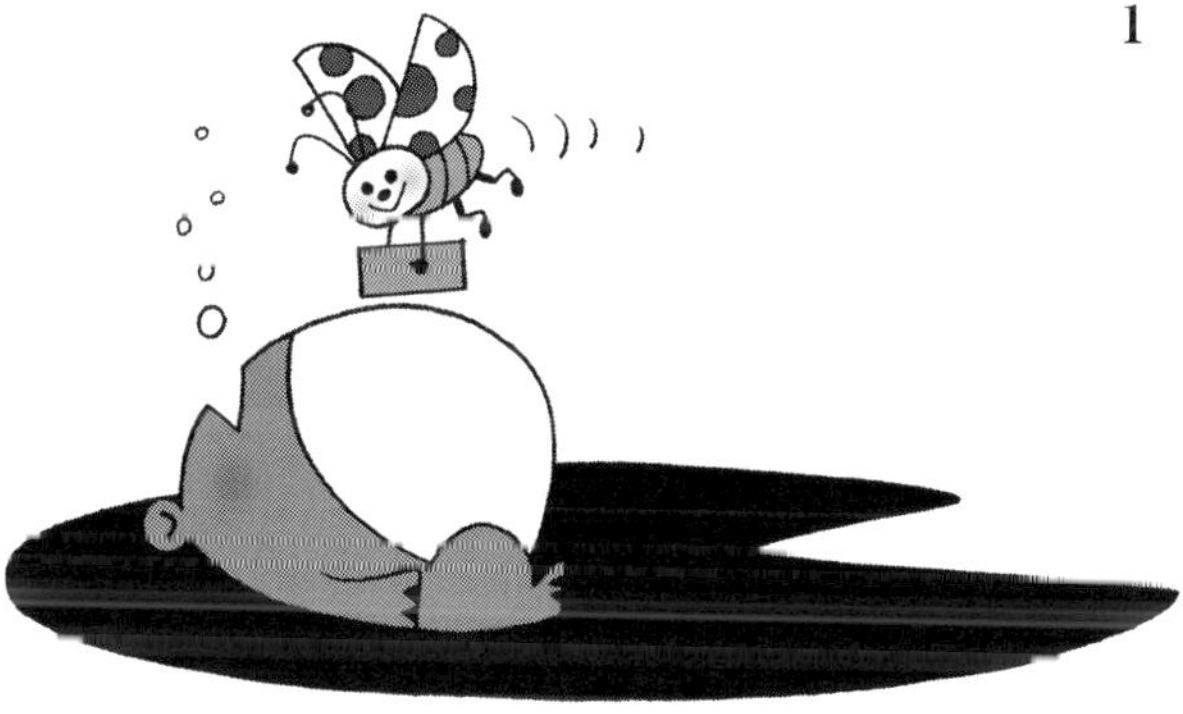

「外を見る」から「内を観る」へ

次は、おなかの中、内側から
おへそを見上げるつもりになって当ててみます。
おなかのどこにおへそがあるのか、
自分の人差指で指差してみましょう。
ちゃんとおへその位置を指差せるかな？
「心の目」をおなかの中に
入れたつもりで〝観る〟……。
さっきと指す場所は同じでしょうか？
どちらが当たりやすいですか？

おへその帽子

さらに今度は手のひらを開き、真ん中のくぼみを
おへそにかぶせるつもりで、おなかに手を持っていきましょう。
おなかの感覚をうまくつかむと、
おへそのことを忘れるほど気持ちよくなります。

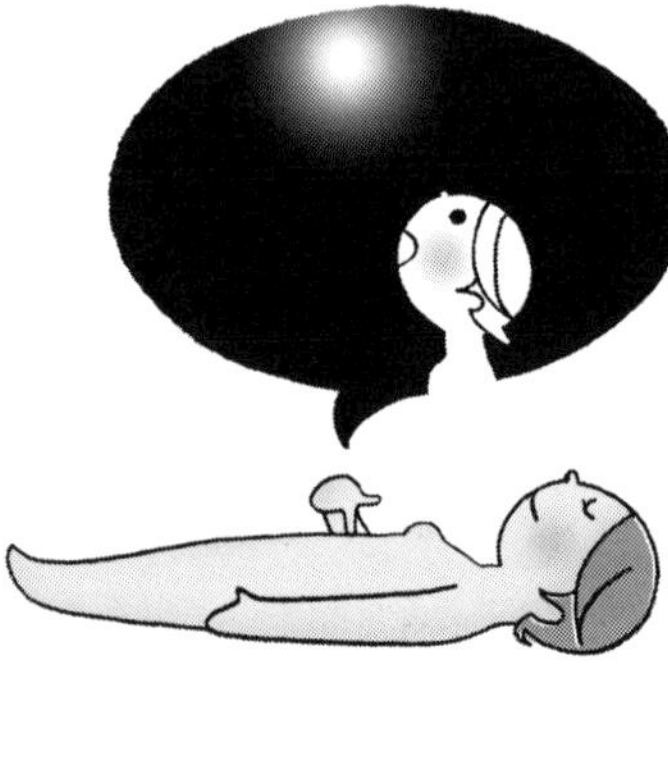

おなかの感覚を高める　その2

おなかの範囲は思ったよりも広くて深い

おなかと呼ばれるスペースは肋骨のラインからわき腹を通り、背中すれすれまで続き、腰骨の辺りで腿《もも》の付け根、パンツのラインを通って恥骨上辺りまでが半分、逆側も続きます。あらためて手のひらでなぞってみると、案外と広くて深いのがおなかです。この「おなかライン」に沿ってぐーるぐーると大きくゆっくりなでてみましょう。このとき「右回り」「左回り」とやってみます。通常は右回り（時計回り）が心地よく、おなか内部に変化が起こっているとき、たとえば生理中や下痢などには、左回りが心地よく感じたりします。合わない方へ回しているとまさに「逆なで」の気分。ギギギと、微かな抵抗感すら感じたりします。おなかで円を描くときには、スムーズで気持ちいい流れの方向へ回しましょう。でも変化が起こっているときには心地よい方向が変わるというのが面白いですね。

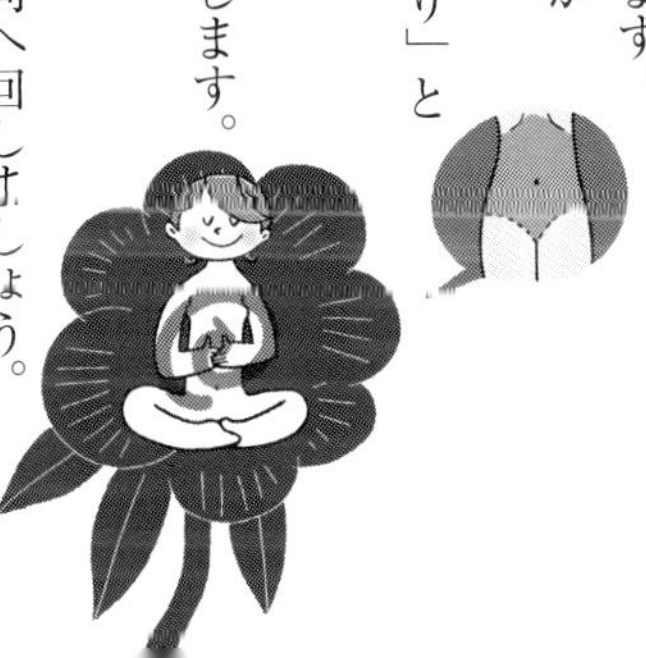

おなかはたおやかで柔らかいもの

昔からおなかは、身体の中でも生命力と深くかかわっているところとして知られてきました。そして感情面をあらわす繊細なところでもあります。ケガをしたり、どこかを打っただけでもギュッと小さく強張《こわば》ります。不安になる、緊張するという精神的な不安でも同様です。

おなかの感覚と仲良しになったら、実際におなかに触れてみましょう。手を強く押しつけたり、重さをかけすぎたりしないのがコツです。おなかが満ち足りていると、手を触れたときにおなかが全体的にホワッと丸く、満月のような柔らかな印象が手のひらに伝わってきます。おなかになんらかの変化が起きているときは、そのお月様が「欠けて」いたり「雲がかかった」り、「暗い」ような部分があるように感じられます。そう感じる場所へ足りない部分を補うように、無意識に手が行ってしまう。それが「お手あて」の原点でもあります。

手をあてる

おなかは素手で触れると、
とても心地いいところです。
さりげなくゆっくりと触れて、
おなかに感覚を澄ませると、
手あてを欲する場所で自然に手が止まるので、
しばらくそこに手のひらを置いてみてあげましょう。
何が足りないのか、なんて考えなくてもいいのです。
おなかに直接手を触れることは、
それだけでも、とても気持ちいいものです。
上気しやすい春らんまんの時期に、
おなかの感覚を高めておくのはいいことです。
それはエネルギーをおなかに満たしておくことにもなるのです。

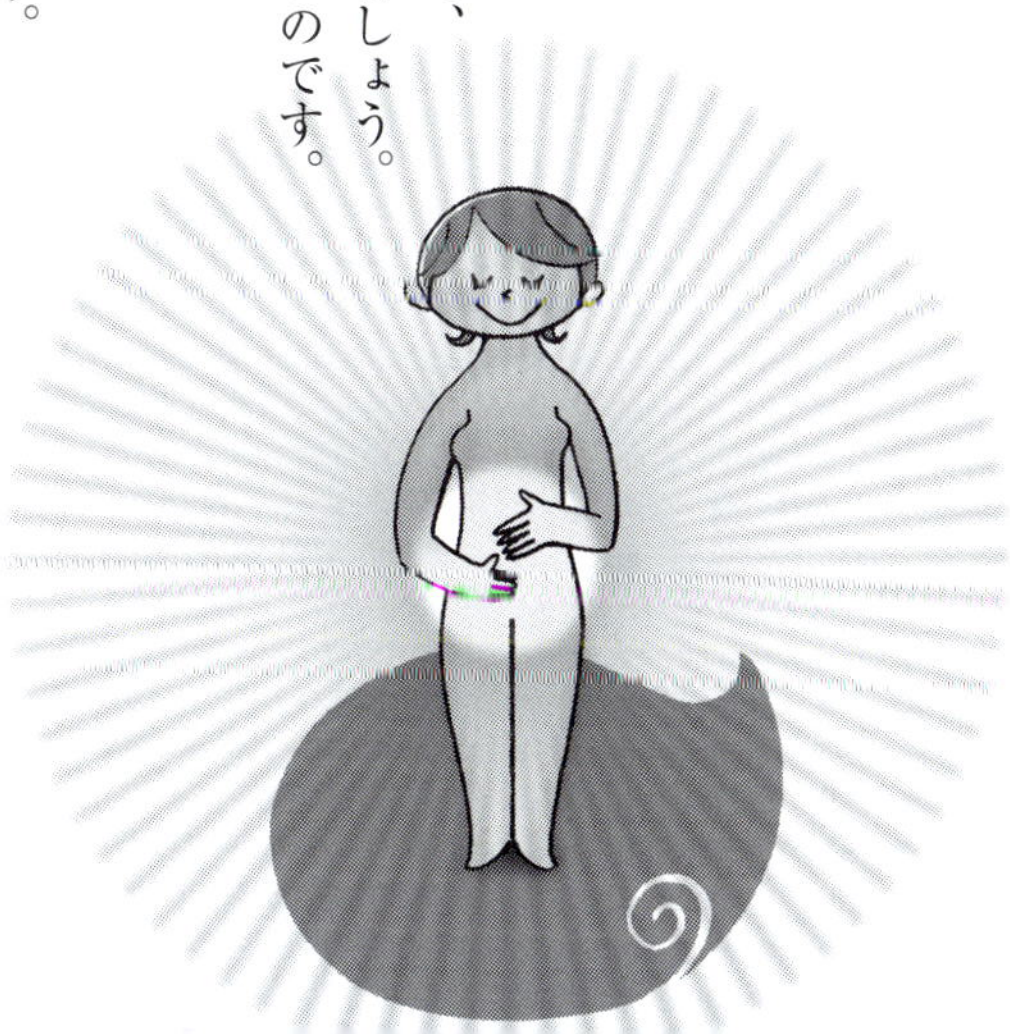

春の味覚「苦味」のデトックス効果

春の味覚といえばゼンマイやワラビなどの山菜です。
アクや苦味の強いものばかり。
日本料理でも「春は苦味を盛れ」と、苦味を味わうよう推奨しています。
そしてこの季節ほど「苦い」食べ物がおいしく感じられる時期は
ありません。苦味のあるアクの強いものを食べると吹き出物が
出たりすることもありますが、それは春になって、
冬の間に栄養を貯め込んでいた身体が起こすデトックス。
クリスマス、お正月と、ごちそう続きの間に
蓄えていた脂肪などの余分なものを
身体が排出しようとしている正常な働きといえるでしょう。

旬のものはおいしい。
そして、身体がおいしいと本当に思うものは
身体自体がそれを欲しているときでもあるのです。

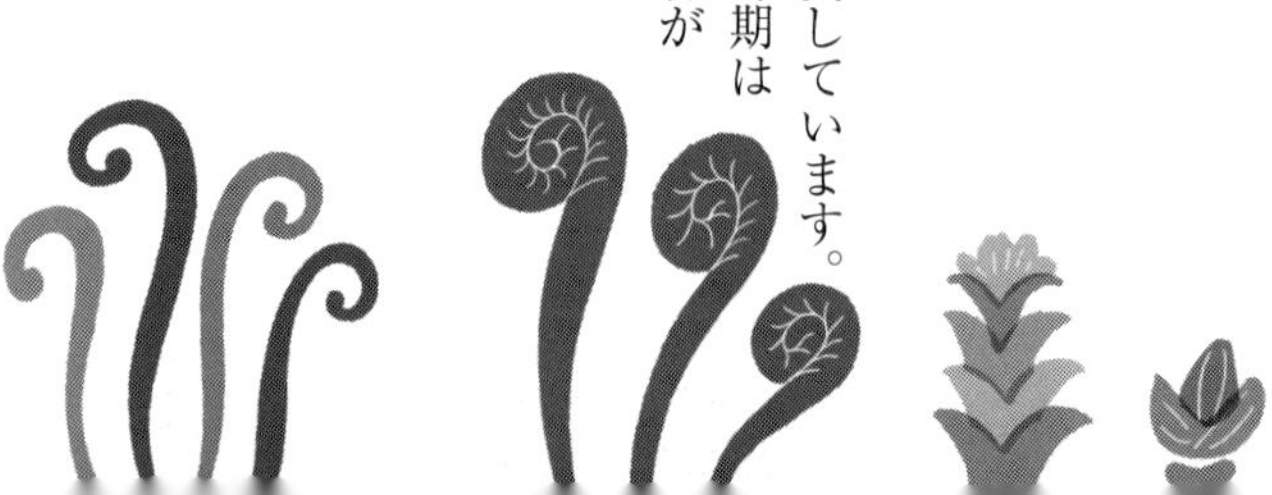

代表的な春の山菜

●ゼンマイ
佃煮、お浸し、胡麻和え、煮物などにします。

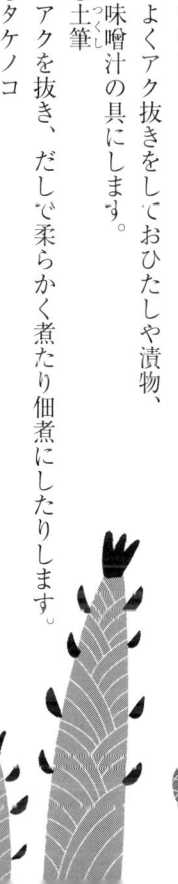

●ワラビ
よくアク抜きをしておひたしや漬物、味噌汁の具にします。

●土筆《つくし》
アクを抜き、だしで柔らかく煮たり佃煮にしたりします。

●タケノコ
煮付け、タケノコご飯にします。

●菜の花
からしあえ、お浸しにします。

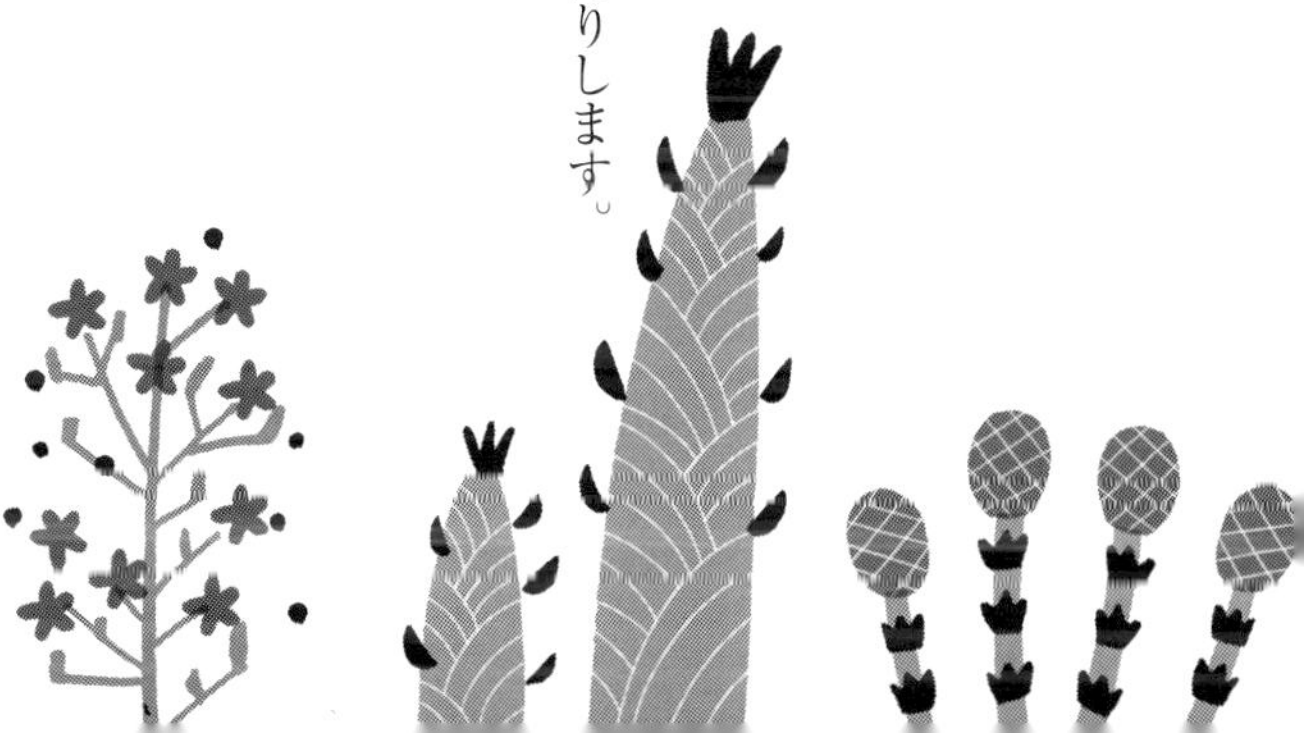

弥生《やよい》

時期：新暦の3月下旬から5月中旬ごろ
季節：晩春

弥生の名前の由来は、草木がいよいよ生い茂る様子を「木《き》草《くさ》弥《い》や生《お》ひ」と表わした「弥《い》や生《お》ひ」が、「やよい」と呼ばれるようになったようです。

いよいよ春の花が咲き乱れる頃、春らんまん、花らんまんといった雰囲気です。桜前線が北上してお花見シーズンも到来です！人々の心もソワソワ、ふわふわと浮き立ちます。

桜と前後して桃の花も咲き始めます。桃の節供、ひな祭りは桃の花咲くこの時期に本来は行なわれていました。

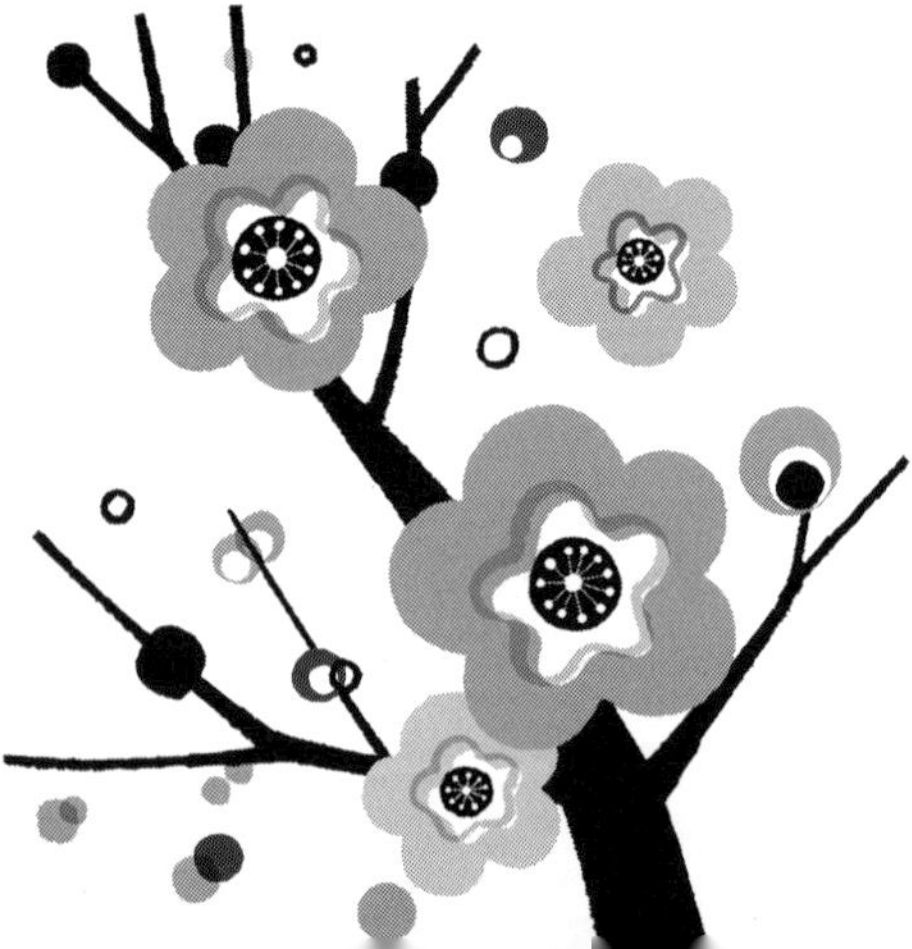

祭事や行事

●**清明**《せいめい》　時期：新暦の4月5日辺り

清明は「清浄明潔」を略したもので春の清らかで生き生きとした気配を表わしています。万物に晴朗の気が満ち、晴れ渡った空には本当に清浄明潔という言葉が相応しく感じます。百花が咲き競う季節の到来です。沖縄県では清明を「しーみー」と発音します。各家で餅・肉などの料理を重箱につめてそれぞれの墓にお参りし、墓前で一日をにぎやかに過ごします。

●**穀雨**《こくう》　時期：新暦の4月20日辺り

穀雨とは、百穀（あらゆる穀物）をうるおし、発芽をうながす春雨のことです。田んぼや畑の準備が整い、それに合わせるように柔らかな春の雨が降る頃。この頃より変わりやすかった春の天気も安定し、日差しも強まります。

●**八十八夜**《はちじゅうはちや》　時期：立春から数えて88日目の日（新暦の5月2日辺り）

間もなく立夏《りっか》を迎える頃、春も終盤です。「八十八夜の別れ霜」と言われたりするそうですが、遅霜の心配もなくなる時期です。この日にお茶を飲むと長生きするとも言われています。

骨盤が開く。腹をたおやかに使って安定させる

この月の身体は……

弥生は春らんまん、花らんまんの季節。
花のつぼみがゆっくりとふくらみ、
自分のペースで花弁を開いていくように、
体も数カ月かけて
春の状態に変化してきました。
後頭骨、肩甲骨、骨盤と、
ゆっくり上から下へ、ホワッとした感覚が
広がっていくような状態に変わってきます。
暖かな陽気に誘われた日には、
お花見がてらにフラフラと、
そぞろ歩きをするのが楽しくなりますね。

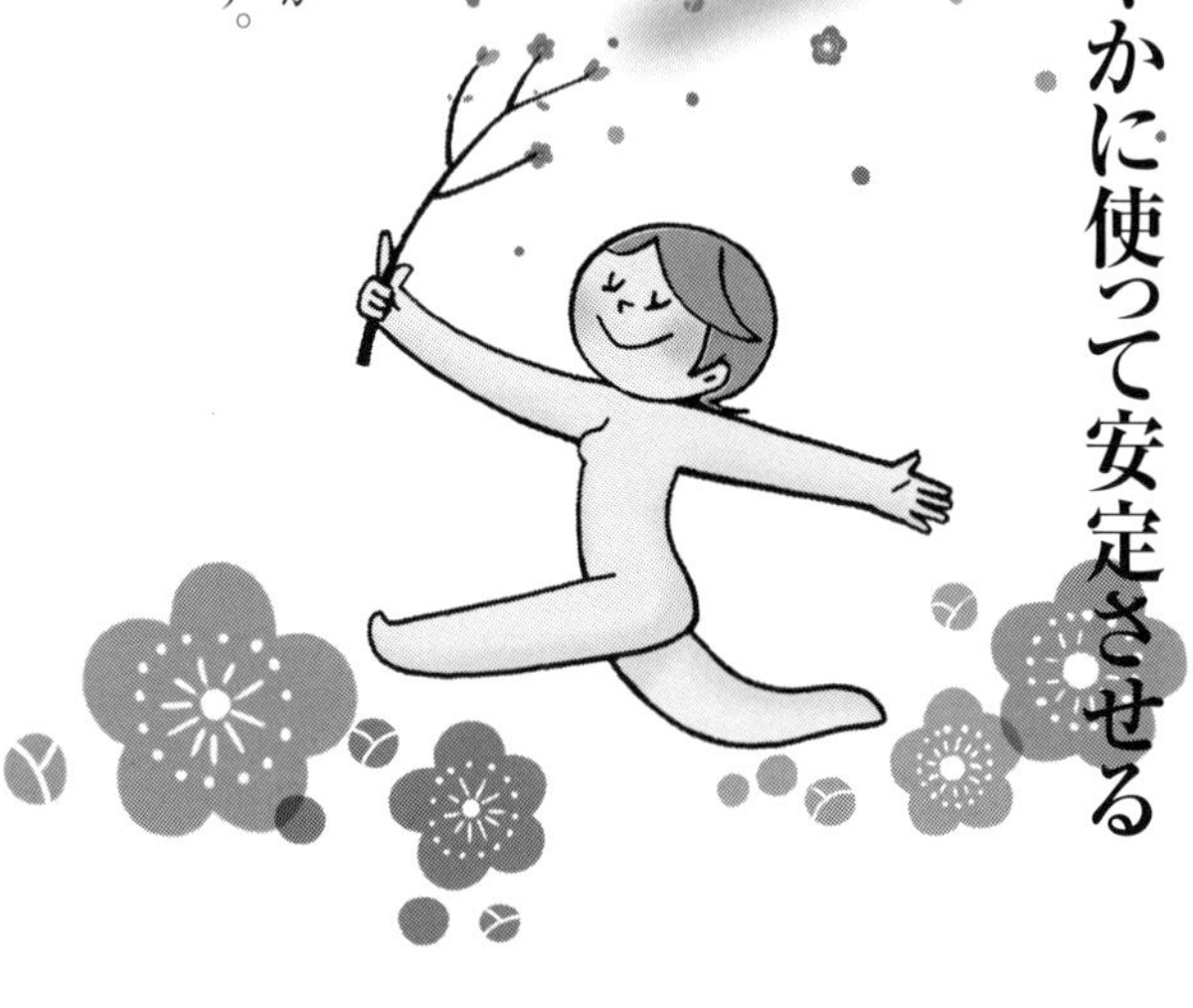

引越しや異動などで新しい環境が始まれば、
体も気持ちもついウキウキ、ソワソワしてしまいがち。
そんなときはちょっと待って！
ホワァーと上気しがちな状態になっていたら、
おひな様を見習って、
一回きちんと座ってみてはどうでしょうか？
たっぷりと充実したおなかで、
ゆったりと座る姿勢を楽しむ。
上にあがりがちな気を、
ちゃんと下に向けておく、満たしておく……。
お花見の宴会席で、自分にとって
居心地のいい姿勢を見つけておけば、
春らんまん、満開の桜の下でも、
またひとつ違った
味わい深さがあるかもしれませんよ。

気持ちよく、座る

下が満ちれば、上は抜ける

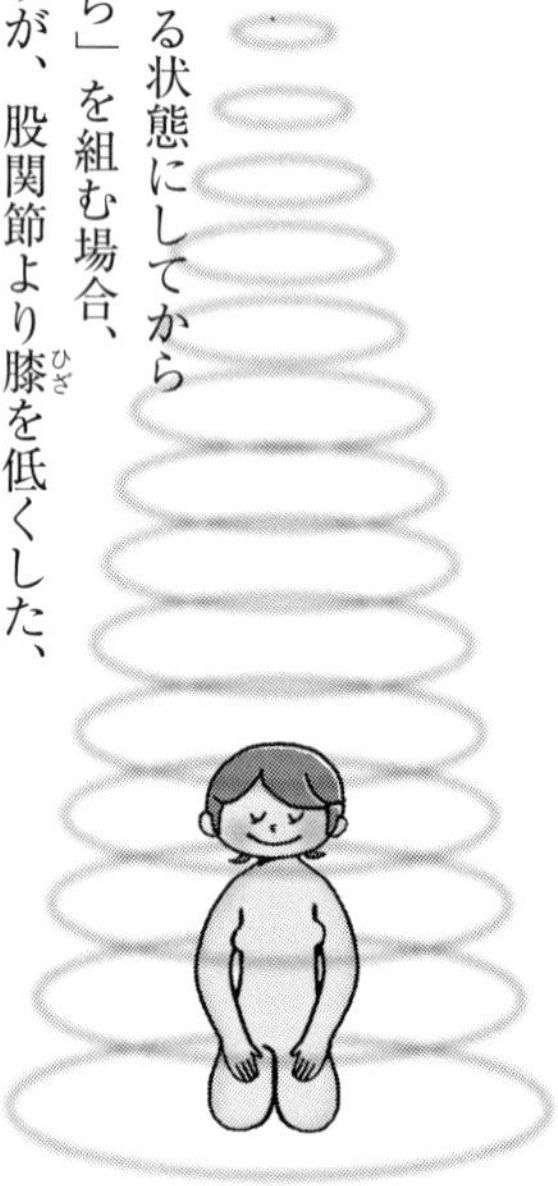

下半身をできるだけ安定している状態にしてから背骨を立てて座ります。「あぐら」を組む場合、足の組み方はいろいろありますが、股関節より膝《ひざ》を低くした、安定度の高い組み方を選ぶのがベスト！
足が痛いのに無理して形だけ真似していても、座る満足感は得られません。下半身が安定すれば、気持ちよく背骨が伸びます。下半身が満ちたときに発生する、上にあがるスウーッとした感覚に上半身を添わせておけばいいのです。
胸をわざと反らせたり、肩に力がまだ入っていたり、首が萎縮していたり、顔が下を向いていたりしないように注意してくださいね。下半身が安定すればこそ、上半身は余分な力みが抜け、自由度が増すというのが体の原則なのです。

正座で座ってみよう

まず、手を鼠径部《そけい》（足の付け根のパンツライン）に軽く当て、つま先が平行になるように足をそろえて立ちます。
両足で立ったときに足の裏の床への接着面を充分に感じておきます。
どちらに重心がかかっているのか、
また、どちらにかかっていないのかを観察しておきましょう。

自然に沈んでいく身体

両足の膝の裏側をフッとゆるませてから、
重心のかかってないほうの足を、
足の裏を床にぴったりつけたまま、
靴一足分くらい床を滑らせて、
まっすぐ後ろに引きます。
すると、全身で下に座ろうという動きが始まります。
できるだけていねいに下へ沈んでいきましょう。

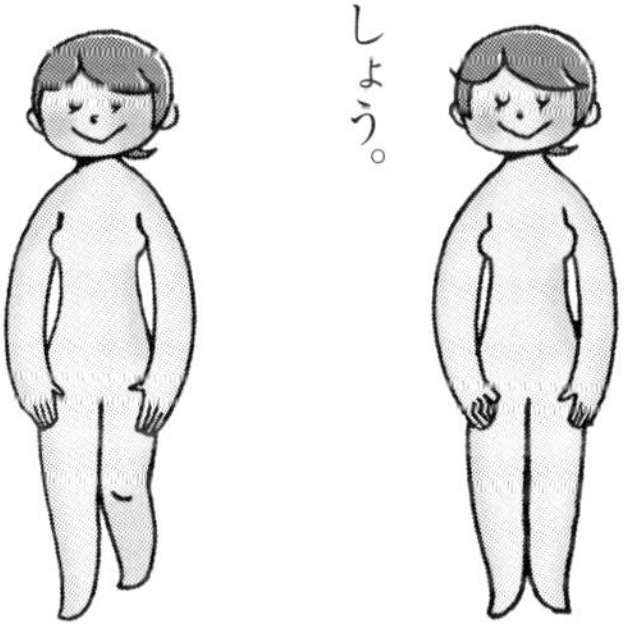

横から見ると……

後ろに引く足の踵《かかと》が上がらないように注意！
沈みながら、
足の裏を平《たい》らにして動くのがコツです。

床に膝がつき……

前傾姿勢で静かに下りていくと、引いた足の踵がまず上がり、膝が床につきます。
ついた膝はそのまま前に滑らせます。もう片方の膝もその動きに沿って床につきます。

足の甲が床につき……

先に引いたほうの足の甲から床につきます。
このとき、もう片方の足は踵が上がったままですが、
お尻で踵を割るようにして着地すると、
それからこの足も甲から床につきます。

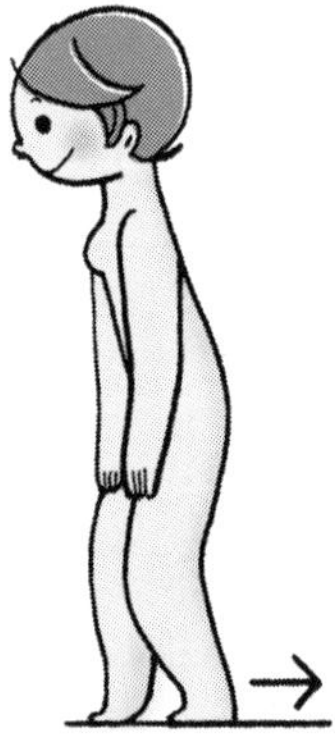

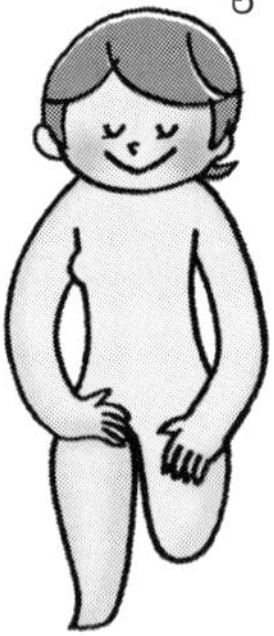

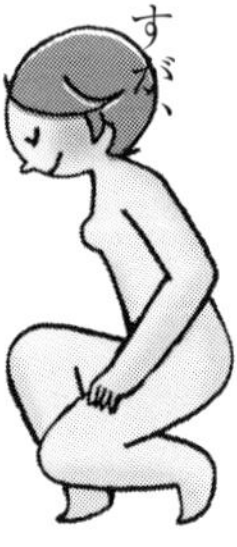

男と女では、〝身体のまとまり感〟が違う

床に足が着地したあとは、上半身を腹や腰につなげて、さらに体が安定するようにしてみましょう。

この場合、男と女では「身体としてのまとまり感」が違います。女性と男性で骨盤の機能が違うからです。

「こうしたほうが女らしい、男らしい」という作法の型ではなく、身体の構造上、こうしたほうが正座としてのまとまりのいい身体になるよ、という座り方です。

男性は腰の感じがつかめるところまで膝を開いたほうが安定するでしょう。


正座で座ったら、まず女の人は軽く指をそろえて伸ばします。男性は軽く握りこぶしをつくり、膝《ひし》の上にのせます。続けて意識するのは、男女ともに肘の骨の先端です。男性は肘先のとんがりを真横に向けようとしながら太腿《ふともも》の上で手を滑らせていきます。

すると腰が軽く反り、胸が開きだすのがわかります。
腰の位置がわかったところで、握りこぶしを滑らすのを止めます。
何か急に堂々とした貫禄のある気分になるかもしれません。

女性は肘のとんがりを自分の真後ろの方向に持っていくように
腿《もも》の上で手をゆっくり滑らせます。
途中のどこかで胸が気持ちよく広がって、
おなかにズンと落ち着いてくるところに行き当たるでしょう。
そこでそのままの姿勢を保っていると、
柔らかだけど何事にも動じないような
芯の強さを秘めているような気分になります。

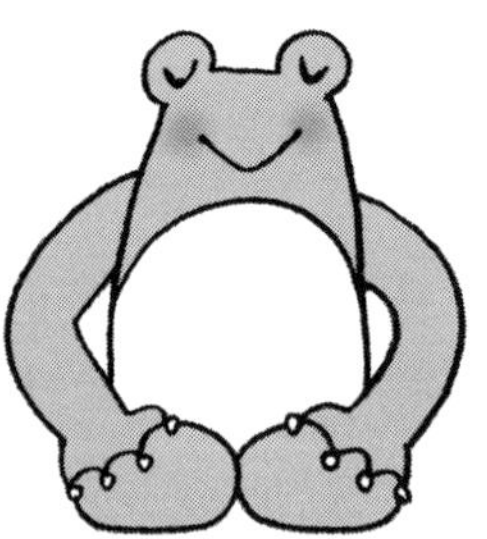

正座の姿勢でココロモチが変わる！

正座で座りながら、このように腕を腹や腰につなげようとする動きを男女とも、それぞれに加えるだけで、存在感が明確になってきます。

正座という座り方は、下におりてゆく、沈むという感覚をもって「型」となります。

そしてこのようにして身体の感覚と動きから「型」にたどり着いてみるという方法があるのです。

それは「型」がなぜ生まれたのか、感覚からひもとくことができるということです。形の真似だけではたどり着くことのできない感覚の世界が「型」の中には秘められているのです。

そして「身体の姿勢から生じるココロモチ」というのが確かにあることにきっと驚かされるでしょう。

それは、男女の存在感の違いとしても体験することができます。

ただ黙って一人で座る

そんな機会を持ってみませんか。
下半身を安定させ、上半身は伸びやかに、軽やかに。
今というほんのひととき、
〝ただ、そこに在る〟という
存在感だけの自分になってみる。
自分の体の動きを丁寧に真剣にたどれば到達する、
シーンとした心持ち。
イメージや念が立ち入る隙がないほどの、
静かな心の平安。
穏やかで微かな呼吸。
ただ座っているだけなのに、自分の中が
充分に満たされているのがわかるでしょう。
それは他の何者でもない〝自分に戻る〟ひとときになります。

おひな様体験

お内裏様とおひな様になって、二人で正座
お互いが気持ちのいい位置を探してみましょう

静かに、まずは一人ずつ座ります。
一人は座ったままで待ち、
もう一人が正座の姿勢を崩さないように、
両握りこぶしを床に着け、
にじりながら移動してみます。
前へ、後ろへ、横へと少しずつ。
自分にとっていちばん心地いい位置を
探しましょう。

それは相手にとっても、
ほどよい距離感になっていますか。

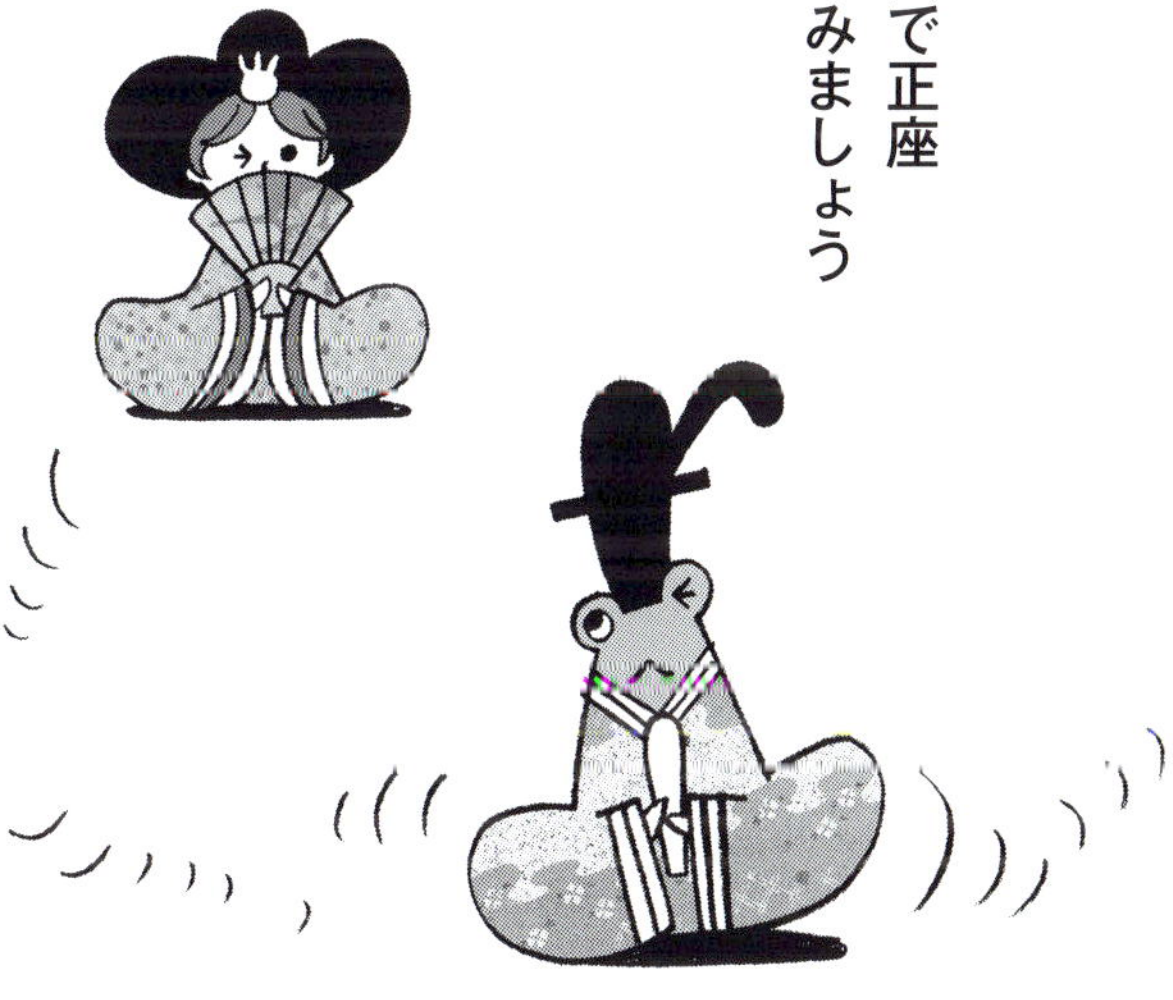

心地いいと感じる位置は人それぞれです。
相手との関係性の中で、
心地いい位置取りをみつけてみましょう。

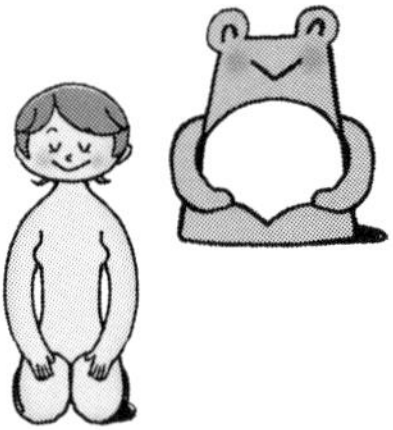

女性が前のほうが心地よく感じたり……。

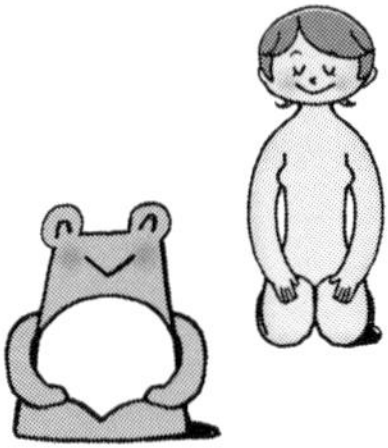

女性が後ろのほうが安心したり……。

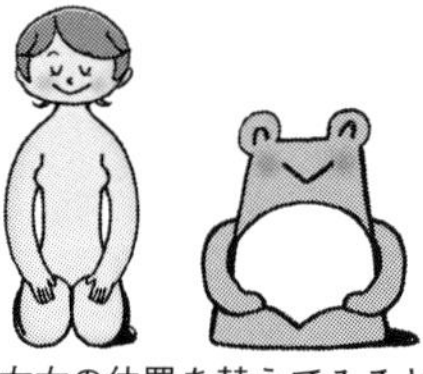

左右の位置を替えてみるとまた違った印象に。

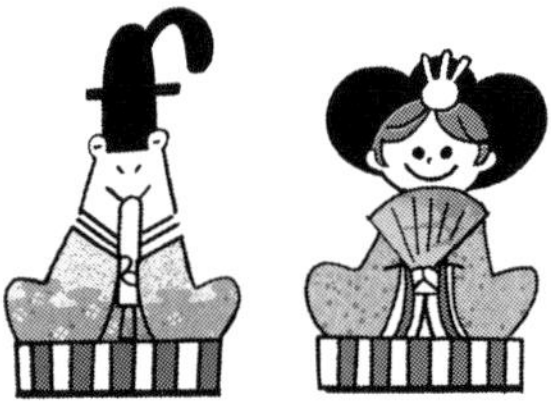

わたしはわたしとして、あなたはあなたとしていられること

相手の存在を感じながらも
自分がいちばん心地いいと感じる位置に
静かに座っていることはできますか。
「好きだからもっとくっつきたい」とか
「ケンカしたからそばに寄らない」という感情や、
「女は黙って一歩下がる」などという観念やイメージも、
きちんと座れていると、いつの間にか消えてしまいます。
余計に感情を波立たせるココロモチではないのです。
生じてくるのは、頭での判断ではなく、
身体全体がひとつにまとまっていることによる
感覚での判断です。
それこそ身体感覚での判断なのです。
そして、こういう物差しを本来、
人は誰でも持っているのです。
座ってみてここがいいなと感じる位置があったら、

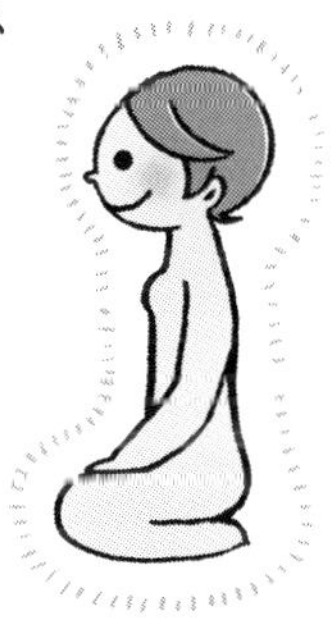

相手に「わたしはいいけど、あなたはどう？」
と訊ねてみてくださいね。
距離感覚は一人一人違います。
それは、動物的感覚としての
テリトリー感覚に似ています。
そして、相手の存在を充分に感じながらも
「わたしはわたしでいられる」
そして「相手も相手でいられる」ような
お互いの位置を見つけられたら、
それは二人にとって、
とても素敵な存在の空間になるのでは、と思っています。

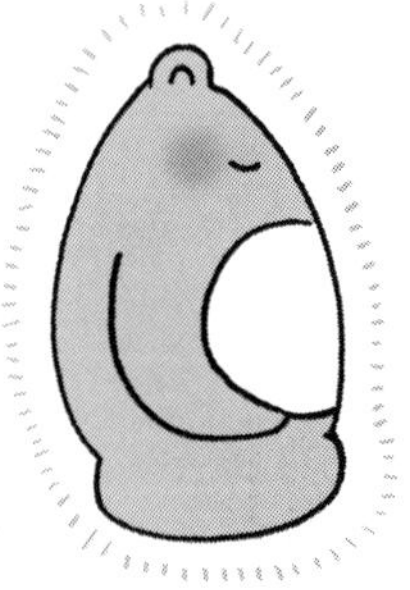

卯月《うづき》

時期：新暦の4月下旬から6月中旬ごろ
季節：初夏

卯月の名前の由来は、
卯の花が咲く月「卯《う》の花月《はなづき》」から
卯月と呼ばれるようになったそうです。
または苗を植える月「うづき」から
来たという説もあります。
卯の花が咲く頃になると、
そよ風が頬を優しくなで、
木々の緑が目に色濃く映ります。
春は終わり、季節は少しずつ夏になってきます。
卯月の一日《ついたち》は衣替《ころもが》えの日です。

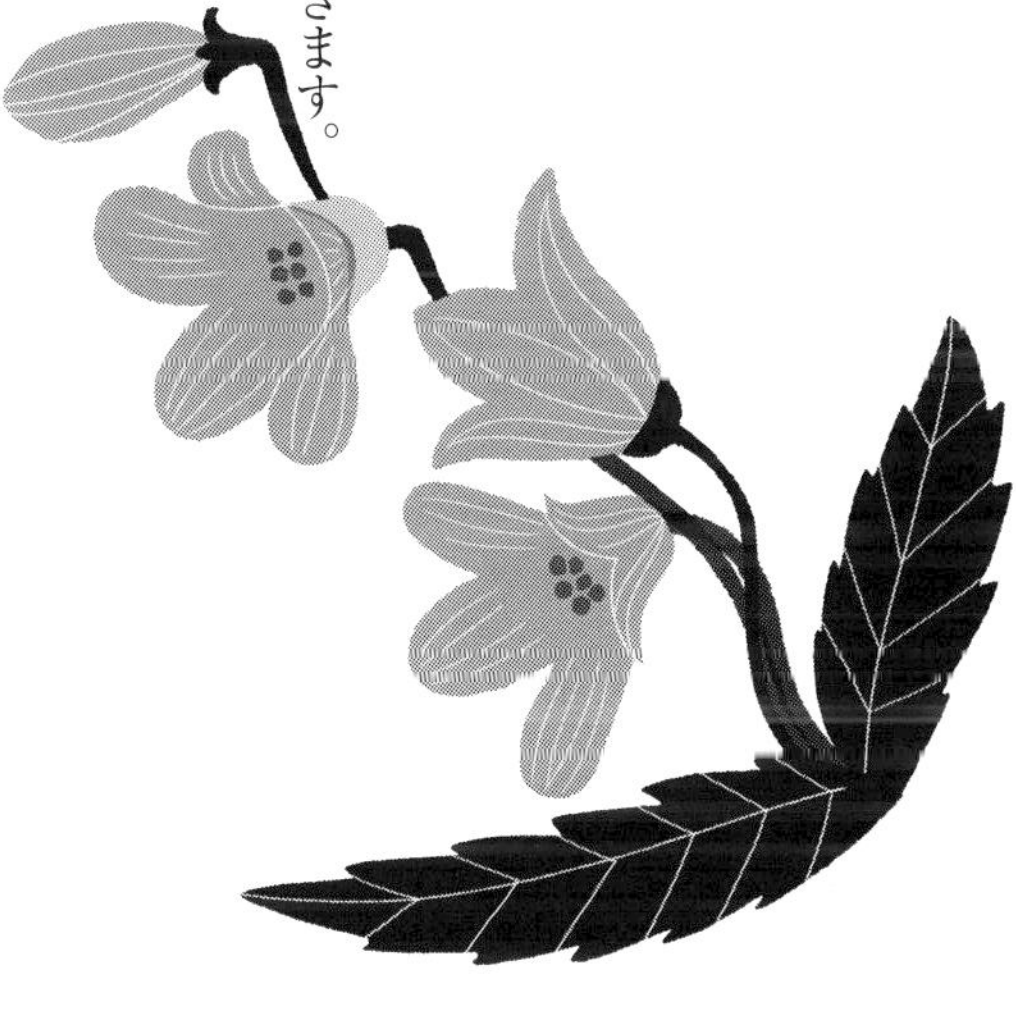

祭事や行事

●**衣替《ころもが》え**（衣更え、更衣とも表記）　時期：4月1日（新暦の4月下旬から5月中旬辺り）

平安時代に中国から入ってきた風習です。旧暦の4月1日と10月1日に夏服と冬服を着替えるようにと定められました。卯月から季節は夏になるので、朔日《さくじつ》（1日）に「綿入れ」の綿を抜いて夏服としました。

●**灌仏会《かんぶつえ》・花まつり**　時期：4月8日（新暦の4月下旬から5月下旬辺り）

お釈迦様の誕生日を祝う行事です。さまざまな花で飾られた花御堂《はなみどう》の中に甘茶の入った水盤を置き、お釈迦様の像をその中央に安置し、灌仏桶の中の甘茶を柄杓《ひしゃく》で像にそそぎます。甘茶で習字をすれば上達すると言われています。子どもたちは甘茶を飲み、すくすくと健康に育つことを祈ります。

●**立夏《りっか》**　時期：新暦の5月6日辺り

この頃になると新緑が目立ち始め、木々は繁り、夏の気配が感じられるようになります。暦の上ではこの日から立秋《りっしゅう》の前日までが夏です。この時期はちょうどゴールデンウィークと重なり、夏日といえる気温の高い日もあるうえに、温度があまり高くなく、爽やかな風が頬をなで、「初夏」という言葉がいかにもふさわしく感じられます。野山では蛙が鳴き始め、竹の子が生えてきます。

●小満《しょうまん》　時期：新暦の5月21日辺り

小満とは麦に穂がついて、ほっとひと安心する、「少し満足」するという意味からきています。陽気が天地に満ちる季節。農家では田植えの準備を始める頃です。動物たちの活動も活発になり、ホトトギスやカッコウの鳴き声が聞こえてツバメがますます忙しそうに飛び交っています。

森林浴でいい息吸って、エネルギーの活性化を

この月の身体は……

卯月は初夏、
緑の木々、輝く薄黄緑色の葉も
日毎にグングン色を濃くしていきます。
自然の万物が成長する
エネルギーに満ち溢れています。
さあ、春の間に開いてきた身体を
いよいよ積極的に
動かすときがやってきました！
初夏は呼吸器がどんどん活性化し、
身体自体が元気になる時期です。
昔の古傷がうずき出すほど
その力は強いのです。

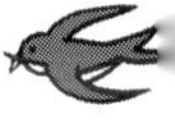

ムズムズと体を動かしたくなったら、
迷わず行動に移しましょう。
しかも、初夏は一年の中でも足を使うと
最も身体が元気になる季節です。
「初夏こそ足を使おう」。
新緑の眩しいこの季節には、
森林浴は何よりもおすすめです。
緑の豊かな公園や森の中を、汗ばむほど歩いて
足をどんどん使いましょう。

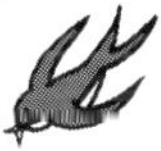

森の緑は光合成によって
私たちが吐き出した二酸化炭素を吸収し、
生きていくために必要な酸素を
供給してくれています。
私たちの身体の自然な動きと、自然界の循環。
木々との交歓をたっぷり楽しみながら、
自然からの恩恵を感じてみませんか。

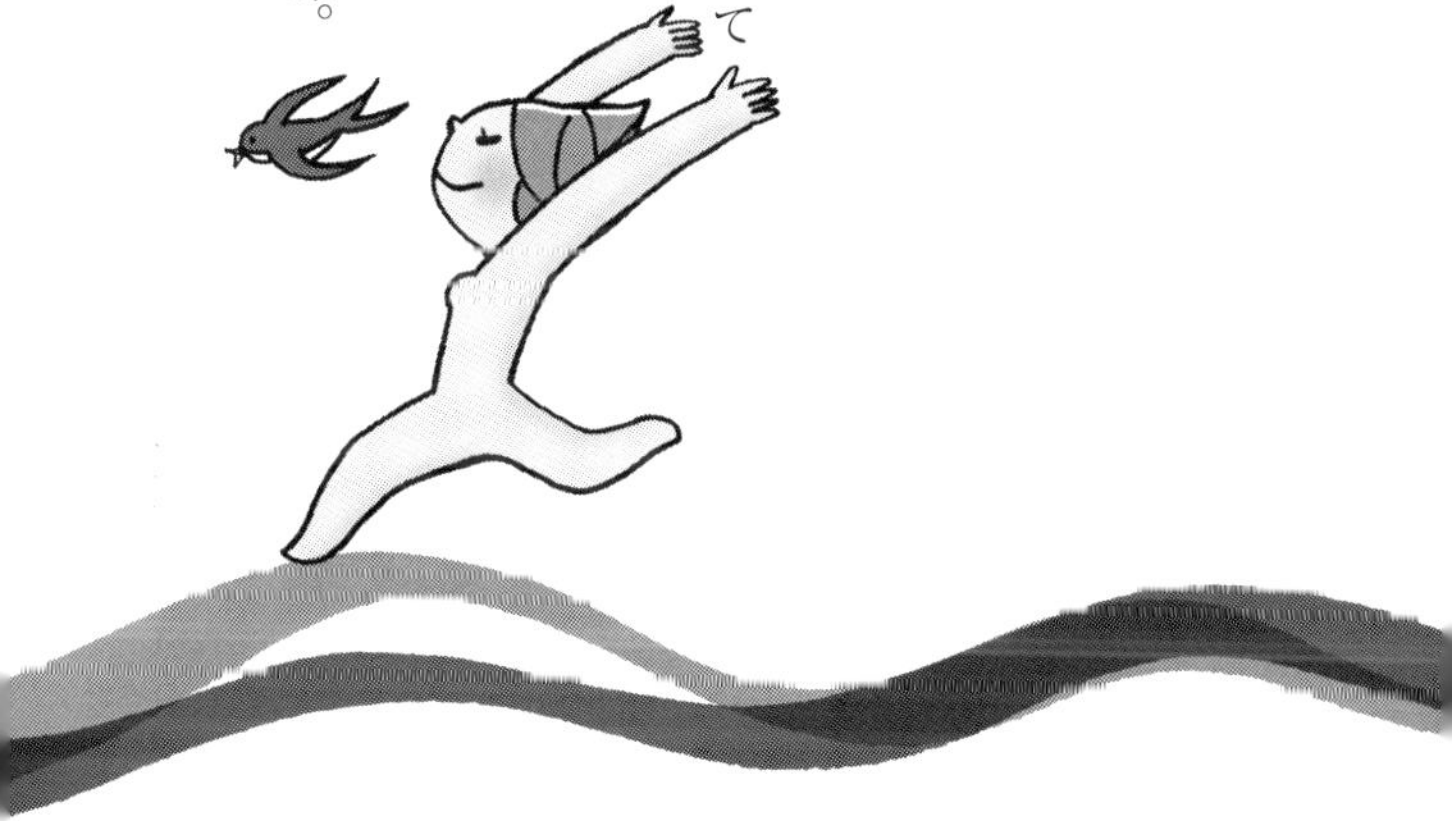

初夏こそ足を使おう　その1

歩くとき、足のどこを使ってますか?

歩くという動作は当たり前すぎて、
人それぞれのクセがとても出やすくなっています。
誰もが歩けているので、
日頃、自分の体をどう使って歩いているのか、
ほとんどの人はあまり考えることもありません。
普段の自分と違う歩き方、
たとえばモデルの歩き方を真似て歩くと、
あとで思わぬところが痛くなったり、
気がつくといつもの自分の歩き方に
戻っていたなんてことはよくあることです。
新しいスタイルを形だけ真似しても、
なかなか身につかないということなのでしょう。

そこで、今回はまず、歩くときに自分が足のどこをいちばん使っているのかをチェックしてみましょう。

歩くときに足の「股関節」「太腿」「膝《ひざ》」「ふくらはぎ」「足首」のどの部分にいちばん力が集まっているのか、使っているのか、観察してみましょう。

まず最初の一歩、足を動かそうとするときに、どの部分から動き始めるのか注目してみます。

たとえば、股関節にグッと力が入るのか、太腿が張って力がみなぎってくるのか、膝から前へ前へと突っ込んでいくのか、ふくらはぎがまず緊張するのか、それとも足首がキュッと引き締まるのが先か、など。

もちろん人によって違いますし、自分の足の左右でも違うかもしれません。

自分が足のどの部分を使う習慣になっているのか、まず確認してみると面白いですよ。

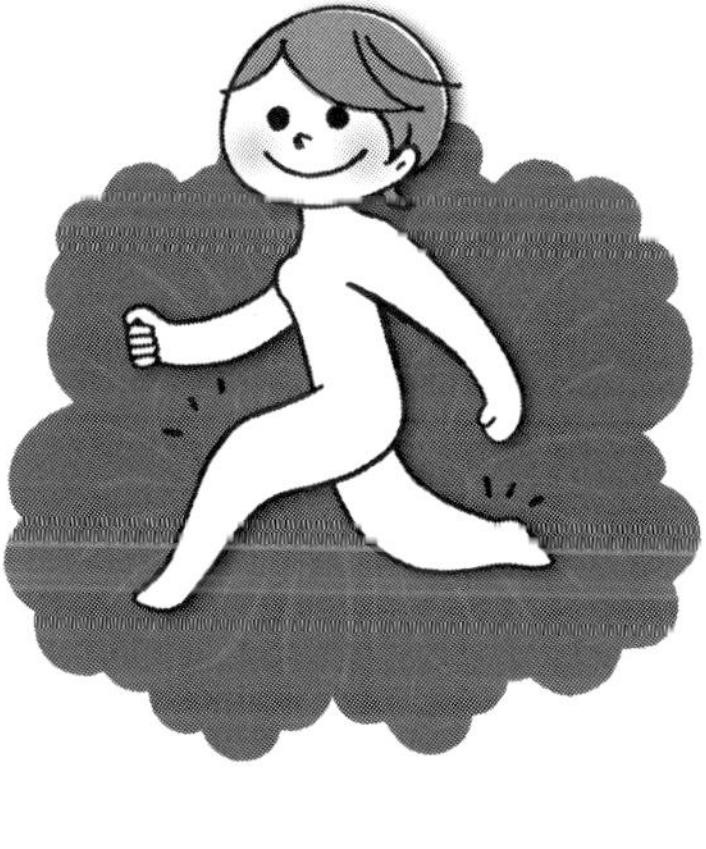

初夏こそ足を使おう　その2

実は腰も使って歩いている

「股関節」「太腿」「膝」「ふくらはぎ」「足首」は
それぞれが腰椎《ようつい》部の働きに関連しています。
要は足のどこかを積極的に使おうとすることは、
腰と連携した歩き方になっているということです。
足だけで前へ進んでいるように見えて、
実は腰も使って歩いているのですね。

足のどの部分を使っているのかを感じていくと、
エネルギーは自然に集中してきます。
感じながらどんどん歩いてみると、
足が軽く感じたり、
スピードがつきやすくなったりという動きや、

感覚の変化も起こってくるでしょう。
そんな変化を感じながら、集中力が切れるまで、
たまには歩いてみませんか。
疲れたらちょっと休憩。いつでもまた、
仕切り直して歩き出せばいいのですから。

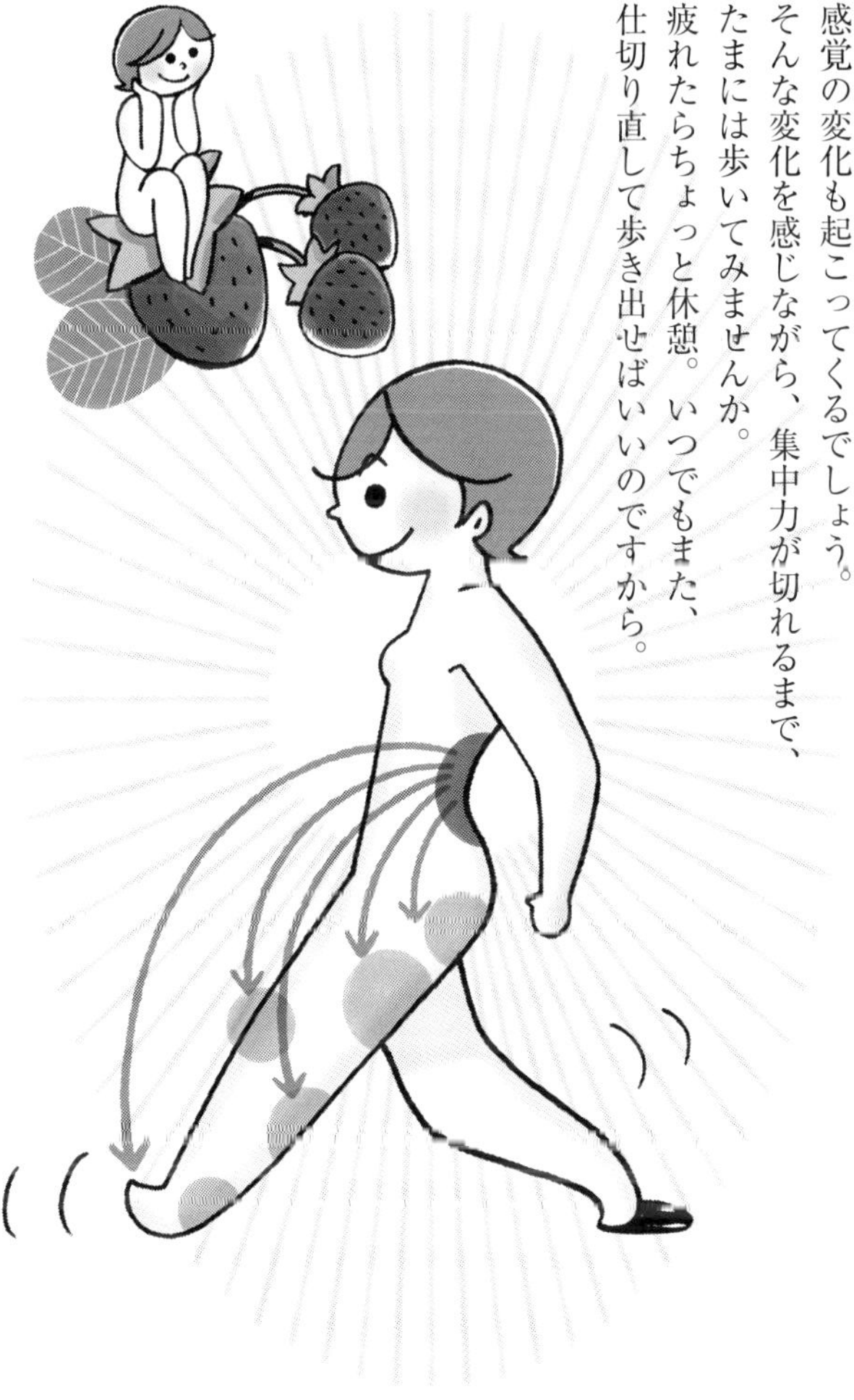

初夏こそ足を使おう　その3

履き物による違いは？

自分が今、足のどこを使って歩いているのかを
観察できるようになると、
履き物の種類によって使う足の場所が
変わることがわかってきます。
たとえば、ハイヒールなら股関節、
着物姿の草履ならふくらはぎ、というように、
履き物によって体に響いてくる場所が変わるのです。
上手に利用できれば、
体を活性化させる手助けにもなりますし、
下手をしたら体に負担をかけることにもなります。
ハイヒールの場合、
排卵に向かって骨盤が閉まる時期には、

背筋が伸びて引き締まり、コツコツ歩くのが気持ちいい。
生理中はどうでしょうか？
開いてゆるんでいる骨盤にヒールの高さが負担になり、
余分に力んでしまうので身体にとって
キツい履き物といえるでしょう。
自分自身の体の状況やタイミングが
履き物との相性を決めています。
いい履き心地は、
軽やかな足の運びを生み出します。
そしてそれは、
自分の身体を育てることにもなります。

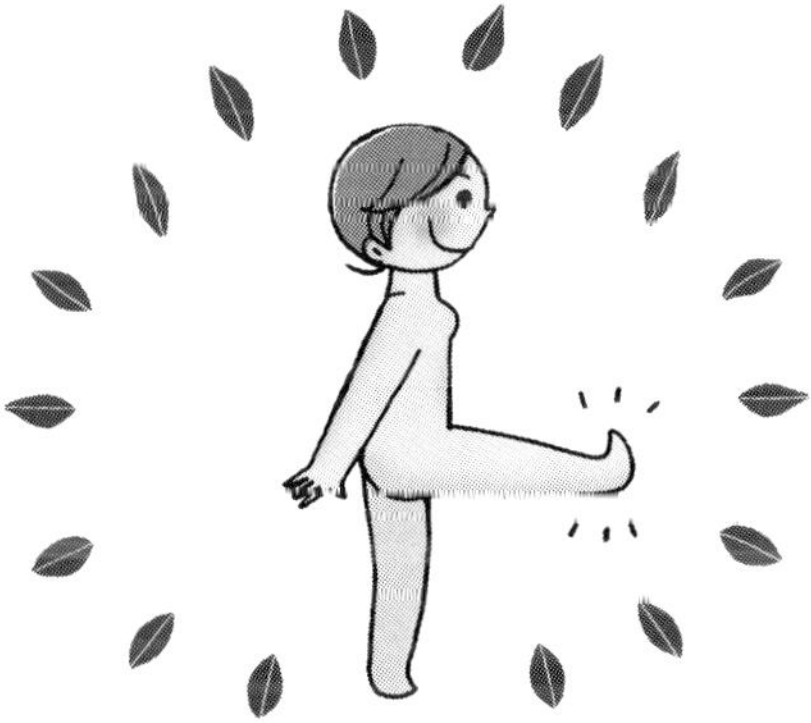

「歩く」という動きに乗る心地よさ

初夏は、腰椎部でいうと
上から5つ目の椎骨（腰椎5番）が体を活性化させる焦点になります。
そこは足の働きと共に、呼吸器と密接にかかわっているところ。
ですから初夏までは足を積極的に使う。
踵《かかと》をちょっと突き出そうとすれば、
足首はキュッとしまって響きます。
そのうえ、太腿の裏側も伸びますから汗の出もよくなる。
体を動かすことで
新鮮な空気をたっぷり体の中に循環させましょう。
肩で初夏の風を切るように颯爽《さっそう》と歩くと、
スピード感が出てきて軽やかに、ホラ、ドンドンドンドン。
エネルギーに乗っていく、
いや、身体を忘れて
「自分自身がエネルギー⁉︎」なんて
感じることが起きるかもしれません。

皐月《さつき》

時期：新暦の5月下旬から7月中旬ごろ
季節：仲夏

皐月の名前の由来は、この月に田植えをすることから「早苗月《さなえづき》」と呼ばれていたのが短くなって皐月となったそうです。
また花のサツキもこの時期に咲きます。
また「菖蒲月《あやめづき》」の別名もあります。
新暦では6月から7月にあたり梅雨の季節です。
五月雨《さみだれ》とは梅雨の別名で、
五月晴《さつきば》れとは梅雨の晴れ間のことです。
まだ正直〝夏〟という感じはしませんが、
夏至《げし》があり、その日は一年で
昼がいちばん長くなります。

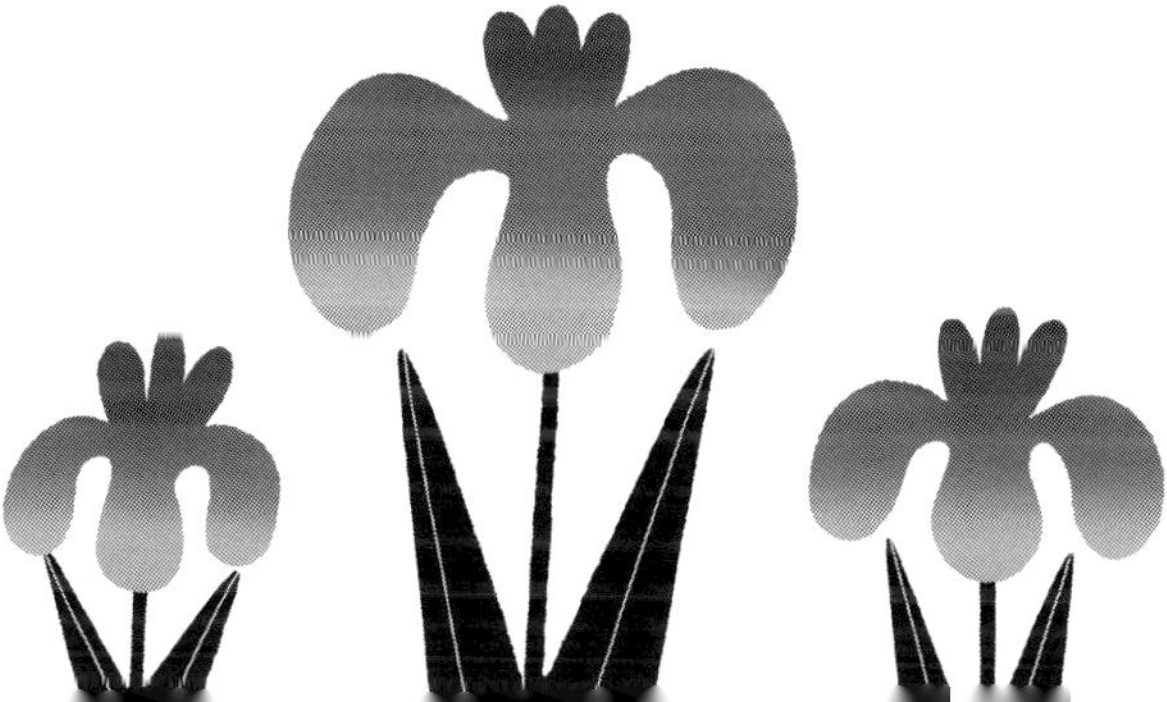

●**芒種《ぼうしゅ》**　時期：新暦の6月6日辺り

芒種の〝芒《のぎ》〟は麦や稲などの穂の先の毛のこと。つまり芒種とは稲とか麦などの種のことです。この頃、農家では稲の植え付けをするので大変忙しい時期となります。また、稲にとっては恵みの雨を降らせる梅雨がちょうどこの時期になります。蒸し暑くてじめじめする季節ですが、野山を見渡せば蛍が舞い、蛙が鳴き、梅は実をつけ、自然の豊かな営みを目にすることができます。

●**夏至**　時期：新暦の6月21日辺り

一年中でいちばん昼が長い日です。ただ、日本の大部分は梅雨の真っ只中なので、あまり実感されませんね。恵みの雨に草や木が緑を深くしていき、花菖蒲や紫陽花《あじさい》などの雨の似合う花が咲きます。

●**端午《たんご》の節供**　時期：5月5日（新暦の5月下旬から6月下旬辺り）

五節供のひとつで、男子の健やかな成長を祝い、祈る風習です。鯉のぼりを立てて武者人形を飾り、菖蒲湯に入る風習があります。旧暦五月の別名に「悪月」や「毒月」というのがあり、ちょうど梅雨時で、湿気やカビも多かったので、悪疫が蔓延することも多かったのでしょう。菖蒲には薬効があり、その強い匂いは疫病などを媒介する蚊を寄せつけない効果があります。多雨多湿のこの時期に、生活習慣を切りかえるという区切りが、もともとの端午の節供でした。ちなみに鯉のぼりは本来梅雨どきに立てられるものです。雨を滝に見立てて、鯉が滝を登り竜になる「鯉の滝登り」という中国の故事にちなんだ立身出世の願いが込められています。

●入梅《にゅうばい》　時期：芒種以後の最初の壬《みずのえ》の日（新暦の6月11日辺り）

梅雨に入る最初の日です。その日から約30日間が梅雨です。壬の日というのは、陰陽五行説で「壬は水の気の強い性格」とされて、水と縁がある日ということで、入梅の時期の目安に選ばれました。梅の実が熟する頃だから入梅と言われるようになったという説もあります。梅雨は旧暦では5月にあたり、五月雨《さみだれ》とも言います。「五月雨式」とは、梅雨時の雨のように、物事が長くだらだらと続くことです。五月雨の降る頃の夜の闇のことを五月闇《さつきやみ》と言います。

「重たい腰」なら汗出し、毒出しで水分を捨てる

この月の身体は……

皐月は仲夏、本当なら夏もさかりの時期ですが、
梅雨があるので、残念ながら
夏らしさはあまり感じられずジメジメしています。
初夏に活性化した体をどんどん動かしたいところですが、
空気は湿っぽく、湿気が皮膚呼吸を妨げるので
皮膚はベトベトし、身体を動かすのが
だんだんおっくうになってきがち。
部屋の中に閉じこもって動かないでいると、
本当に腰が重たくなってきます。
だるいなと思ったら、本来は体を積極的に動かして
汗をかくのがいちばんいいのですが、
熱めのお風呂にサッと入り、

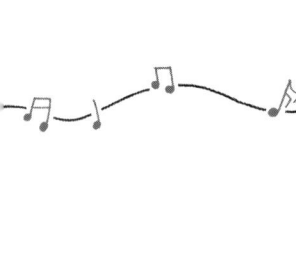

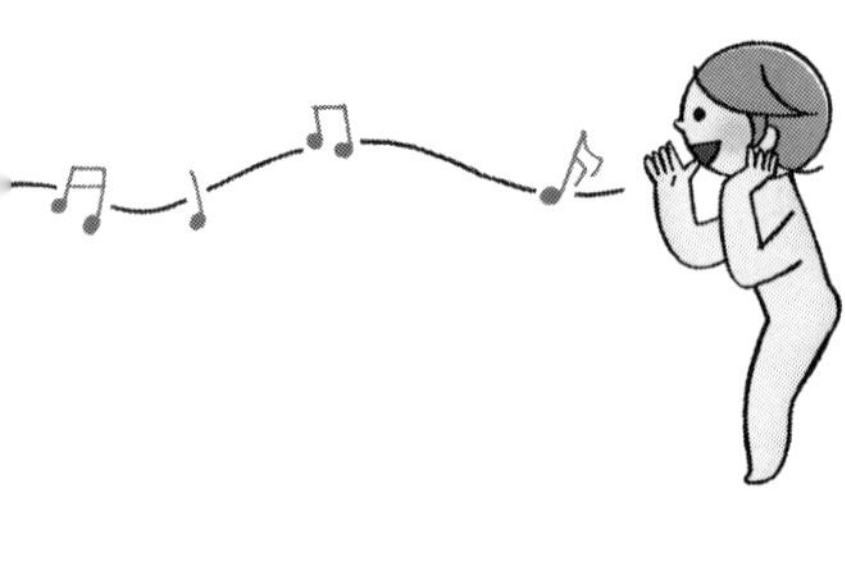

ドバッと汗をかくのも効果的です。
湿気で呼吸がしづらい時期ですので、
呼吸が浅くなりがちです。
大きな声を出したり、
朗読や歌をうたうのもいいでしょう。
体内に〝毒素〟が鬱滞しやすい時期でもあります。
肝臓などの消化器に負担がかかりやすいので、
生ものには気を付けましょう。
ムシムシと湿気ているこの時期は、
身体の中の風通しをよくしておくのがいちばん。

手の指や足の指をしっかり開いてみる。
おなかの深いところまで息を入れてみる。
ストレスもスカッと上手に発散させて、
梅雨を乗り越えちゃいましょう！

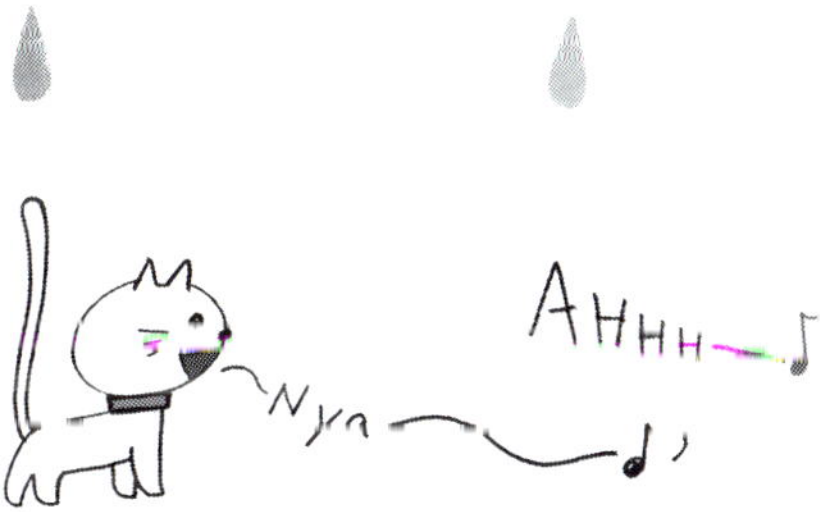

息にのせて声を出す

息の通り道を開通させよう！

梅雨の湿気が続くと呼吸がしづらく、息苦しくなってきます。

また、身体を動かさないでグチャグチャ考えごとばかりしていると、みぞおちが固くなってきます。

みぞおちが固くなると、意地悪なことばかり思い付きます。

これはみぞおちの固さをゆるめるための呼吸法でもあるのです。

たっぷりおなかの底に息を吸いこみ、おなかの底から吐くようにして、〝息のトンネル〟を開通させることで、みぞおちの力みが抜けていきます。

毒素が発生しがちなこの時期、心の毒素も吐く息でしっかり抜いてしまいましょう！

① まずはたっぷりおなかの底に口を開けて息を吸いこみます

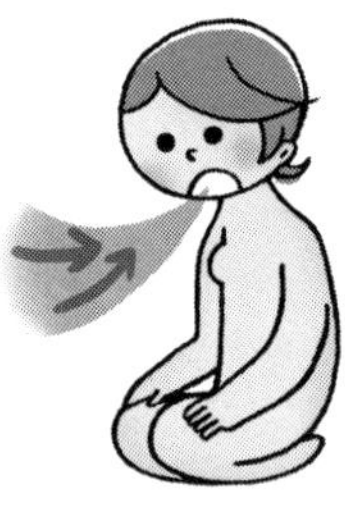

②
「ハアーッ」と声に出して息を吐き出します。
おなかの空気を全部吐き切るつもりで、
前に向かって丸く小さく縮み込んでいきます。

【悪い例】
頭が上がったり、腰を反ったりしないように。
背中はまあるく、まあるく。

③
おなかと背中がくっつくゾ〜。

④
まあるく、小さく。
息を吐き切ったとき、
おでこと膝《ひざ》がくっつく場合も。
息を吸いたいと思うまで、
束の間の静けさを味わいます。

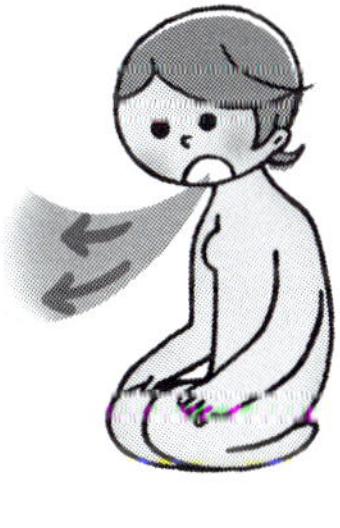

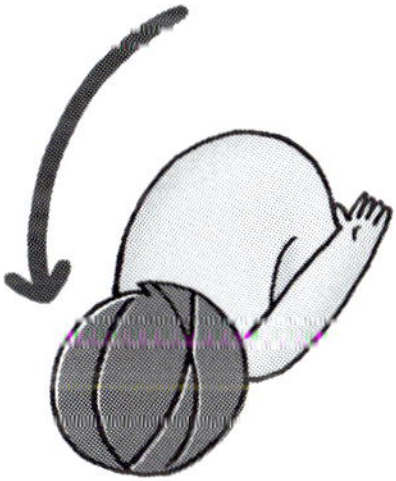

⑤　息を吸いたくなったら、口を開けたまま吸い込んでいき、おなかを立てるように起き上がります。

⑥　胴体は空気でいっぱい！

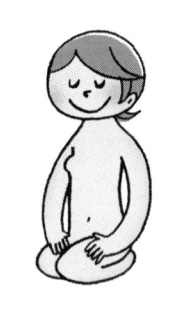

⑦　吸い込んだ息で充たされた状態であることを感じたら、静かに口や鼻から息を吐いて、ひと区切り。

そのまま最初から繰り返します。何回か繰り返すと、〝息の通り道〟が開いて、吐く息がおなかから出てきていることを実感できます。

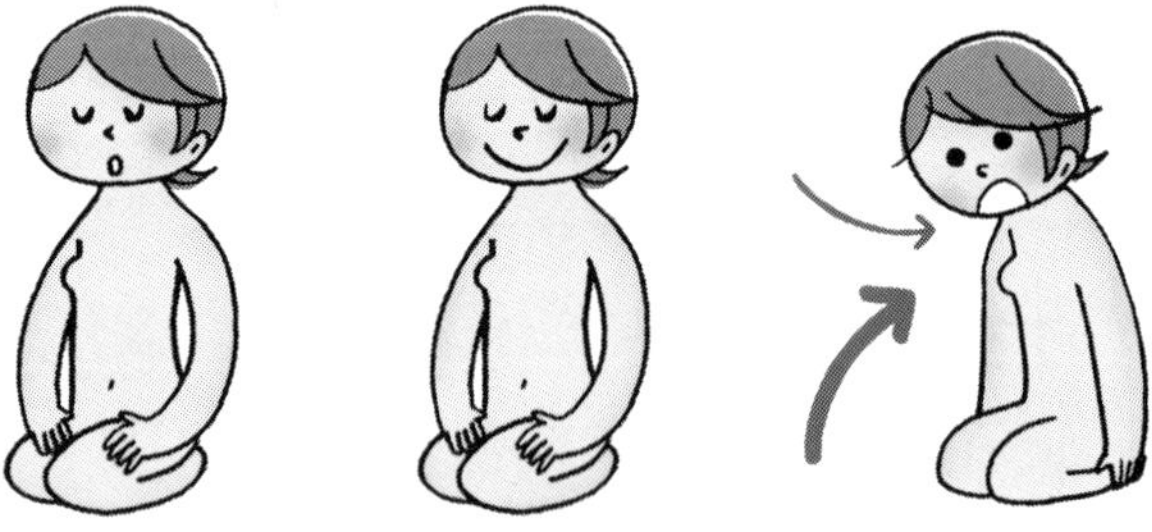

梅雨の元気は、カエルを見習おう

〝息の通り道〟が開通すると、
息の出所は胸の底や、もっと深く、
おなかの底からだと感じられるようになります。
呼吸をすると、胴体はまるで息が行き来する
「筒」みたいにスコッと抜けた感覚になります。
こういう体になると、声も変わってきます。
カエルの姿勢を真似すると
いちばん実感できます。
自分のおなかの存在をしっかり感じる姿勢で、
息の通り道を作れたら、
息を吐きながらおなかの底から出す声は、
しっかりと太くて気持ちがいい。
普段の口先や喉元から出るだけの声と、
筒になった体から出る声は
声の質が随分と違うのが楽しめます。

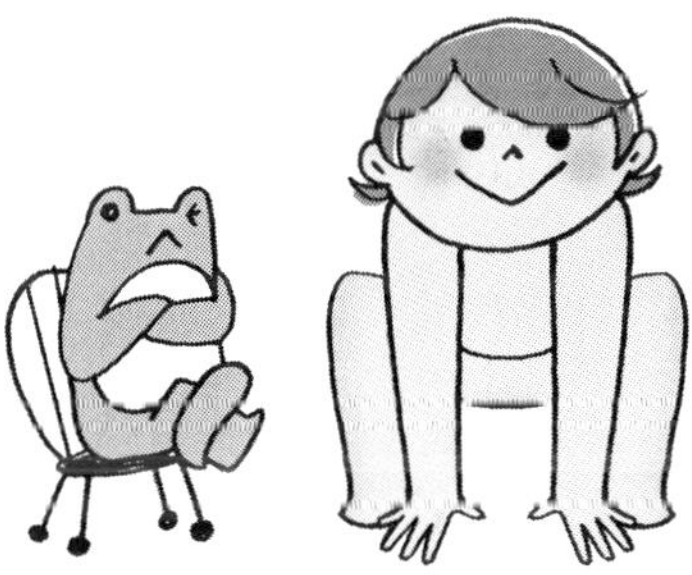

① 足を割り、お尻を床につけ、割座の姿勢になります。
座ったら、足の裏の土踏まずでお尻を挟みます。
おなかと腰の重心を、
下へと意識しながら背骨を伸ばし、
姿勢を安定させます。
そして、肘《ひじ》を曲げずに手を床に着きます。

② 床に置いた指を大きくパッと広げる。
もう一方の手で、指の間を均一に広げてあげる。
伏せた手のひらの〝くぼみ〟が丸い空間になるまで、
思いっきり広げてみよう！

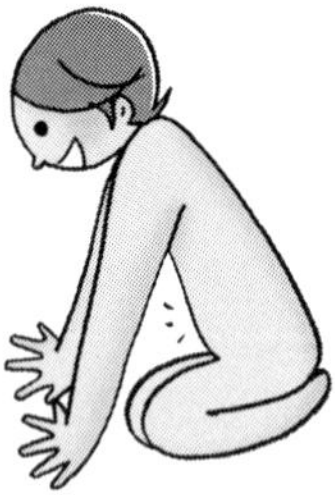

手指・足指のメンテナンス

手や足の指は大きく開けたほうがいい

手の指や足の指が自在に動くということは、
元気な身体でいるかどうかのひとつの目安です。
それは指先一本が全身とつながっているからです。
とくに梅雨の身体においては、
手指が大きく開き、
手のひらの真ん中まで柔軟に伸びていると、
その開き具合いは身体の内側で
胸までつながります。
それは胸の内側が
豊かに開いていることを意味します。
それら手や足の指の開き具合を左右しているのが、
指と指の間にある〝水かき〟なのです。

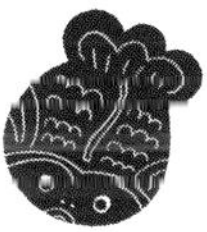

まずは手の開き具合をチェック

床に片手を置き、思い切り指と指の間を開いてみる。その際、人差し指から小指までの４本の指の間は、できるだけ等間隔で開くようにしましょう。

次は足の開き具合をチェック

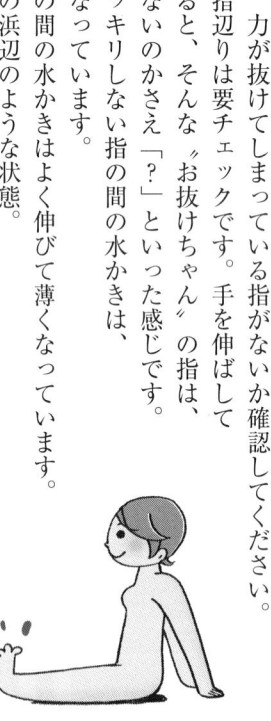

今度は、パッと開いた状態にした足指を見て、力を入れているのに、力が抜けてしまっている指がないか確認してください。人差し指、中指、薬指辺りは要チェックです。手を伸ばして足指の先を弾いてみると、そんな〝お抜けちゃん〟の指は、触られているのかいないのかさえ「？」といった感じです。そのような感覚のハッキリしない指の間の水かきは、大体厚ぼったく固くなっています。反対に、よく開く指の間の水かきはよく伸びて薄くなっています。理想の水かきは遠浅の浜辺のような状態。梅雨のゲンキ者、カエルの水かきは理想的なのです。

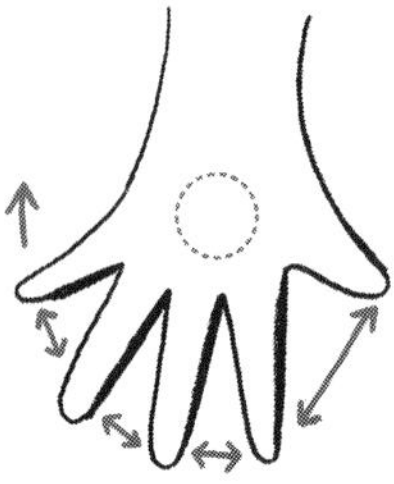

伸びーる水かき。水かきのお手入れ

それでは、お手軽にできる足指の水かきのお手入れをやってみましょう！
窮屈な靴の中で縮んだ指を開放してあげて、
くっついた指の間の風通しをよくしておきましょう。

水かきを開いちゃおう

① 床に座り、使わない足は前に伸ばします。

② 水かきの広げ方は、二つの指をもってまず横に開き、
それから前後に指を交互に開きます。

③ さらに、手の人差し指と親指の腹で
水かきを奥の方で挟み、
つま先のほうへ抜くようにして引っ張ります。

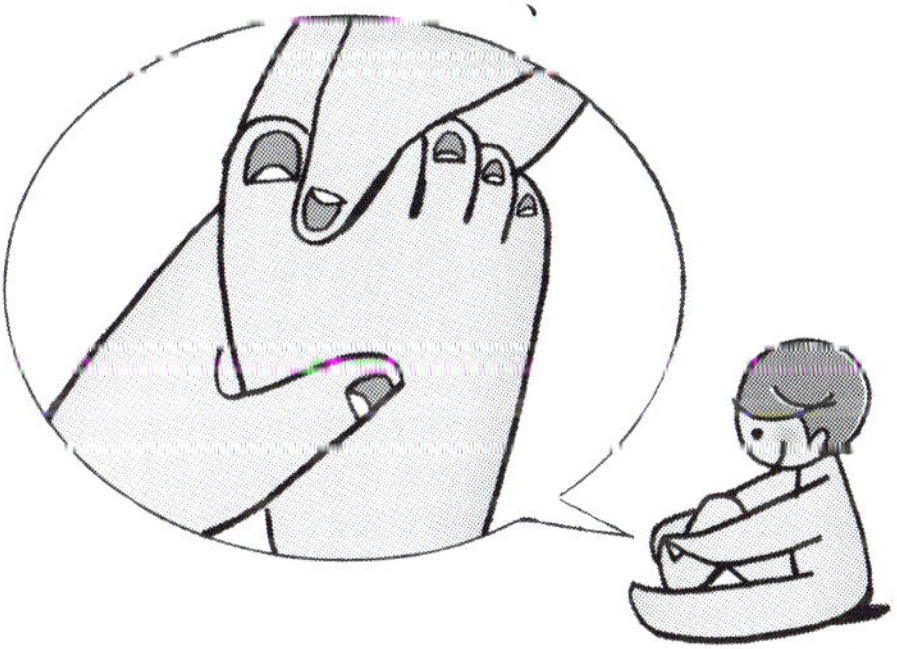

梅雨の時期はとにかく、足の指の間をムッとさせずに
風の通りをよくしておくことが大事です。
そうしておくだけでも足の表情が変わってきます。
足の指に感覚があるということは、
大地にもしっかりと立てるということ。
大地を踏ん張って歩いているという着地感に変わってきます。
お天気のいい日は裸足になって大地の上を、
砂浜の波打ち際を歩いてみましょう！
土や砂は足の裏から出る体内の毒素を
吸い取ってくれるとも言われています。
ただし、蒸し暑いからといって、
むやみに水辺で足は冷やさないこと！
雨の降る日は肌寒い日も続きます。
昔から「梅雨が明けるまでは肘、膝出すな」と言われるほど、
梅雨の身体は冷えの影響を受けやすいのです。

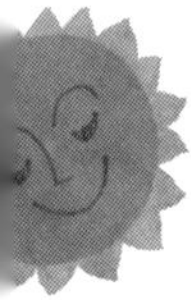

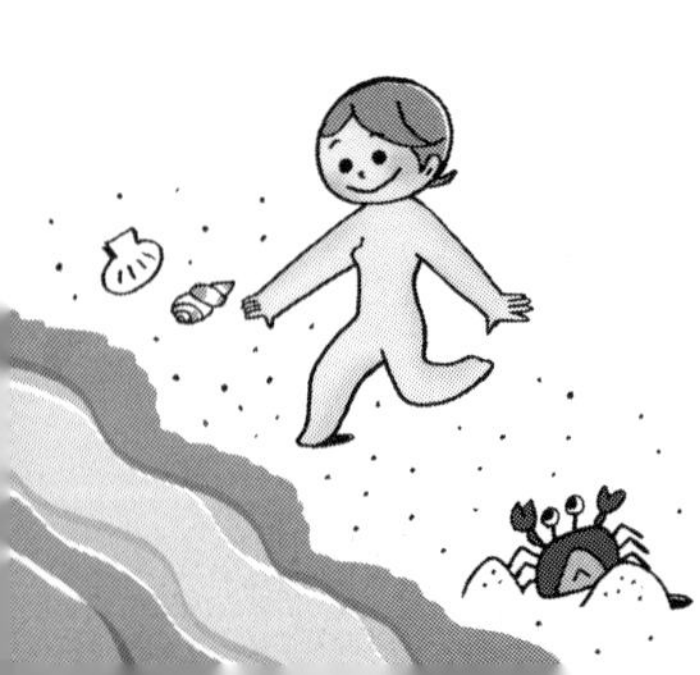

水《み》無《な》月《づき》

時期：新暦の6月下旬から8月中旬ごろ
季節：晩夏

水無月の呼び名の由来にはいくつかあります。文字通り、
梅雨が明けて「水が涸れて無くなる月」という説や、
田植えが終わって田んぼに水を張る月「水張月《みずはりづき》」が
「水月《みなづき》」になったという説。
春から初夏にかけての農事を
みなし尽くしたので「皆仕《みなし》尽《つき》」という説。
他にも水無月の「無」は「の」という意味で
「水の月」とか、さまざまな説があります。
月初めにはジメジメした梅雨も明け、
これまでの鬱憤を晴らすように
太陽はカッと照りつけ夏空が広がります。
蝉《せみ》も鳴き始め、海開きもあり、いよいよ夏本番です。

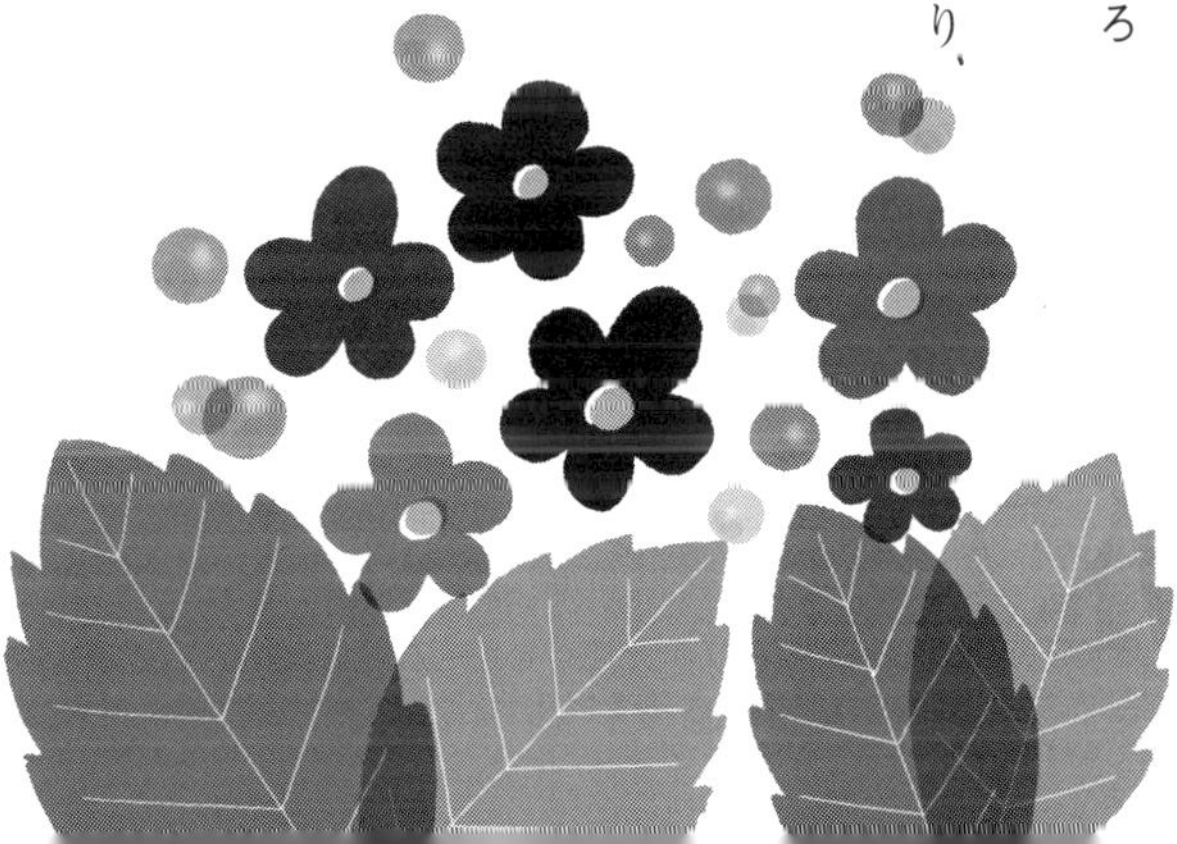

●**半夏生**《はんげしょう》　時期：夏至から数えて11日目の日（新暦の7月2日辺り）
二十四節気をさらに細分化した七十二候の一つで、半夏（烏柄杓《からすびしゃく》）という薬草が生える頃です。農家にとっては大事な節目の日で、どんなに遅くともこの日までには田植えを終えるようにしました。この日までに田植えを終えたならば、「半夏半作」といって例年の半分の収穫は得られるといわれました。また、この日は天から毒気が降ると言われ、井戸に蓋をして毒気を防いだり、この日に採った野菜は食べてはいけないとされました。梅雨の最中の、ものがいたみやすい時期に、衛生管理の難しかった時代においては、生活の上で必要な注意事項だったのでしょう。

●**小暑**《しょうしょ》　時期：新暦の7月7日辺り
夏至を境に日は短くなりますが、暑さは日増しに強くなります。小暑が過ぎると間もなく梅雨明け、本格的な夏の訪れです。暑中見舞いは厳密には小暑と大暑の間に出すものだそうです。立秋を過ぎれば残暑見舞いを出します。

●**大暑**《たいしょ》　時期：新暦の7月23日辺り
大暑とは、暑さが最も厳しくなるという意味です。梅雨が明けて、代わりに太平洋高気圧がどっかと腰を据え、天気が安定して快晴の日が続きます。学校は夏休みに入り、空には入道雲が高々とそびえるようになる。そして、「土用《どよう》の丑の日」もこの時期の国民的行事ですね。夏バテ対策と称して、日本中が鰻の蒲焼きの煙と魅惑的な匂いに包まれます。

●夏の土用　時期：立秋の前の18日間

土用とは中国から伝わった考え方で、二十四節気の中の立春、立夏、立秋、立冬の前の18日間を指します。土用は年に4回ありますが、特に夏の土用が有名です。平賀源内が提唱して始まった、土用の丑の日に鰻を食べる習慣が今も残っているからでしょう。土用の期間中は土の気が盛んになるとして、工事などで土を動かすことや、殺生を避ける習慣がありました。

動いてよく食べ、開放的にエネルギッシュに

この月の身体は……

水無月は晩夏、初旬に梅雨が明けると
空にはモクモクと入道雲、公園では蟬の大合唱、
いよいよ夏本番です。
夏は、よく動き、よく汗をかいて、よく食べる。
子どもの頃の夏の過ごし方が
いちばん健康的なのです。
夏の食べ物といえばカレーやら、
唐辛子やら、生姜やら……。
辛いものを口をフウフウと尖らせながら、
バリバリムシャムシャ食べて元気をつける。
そう、夏はのびのびとくったくなく、

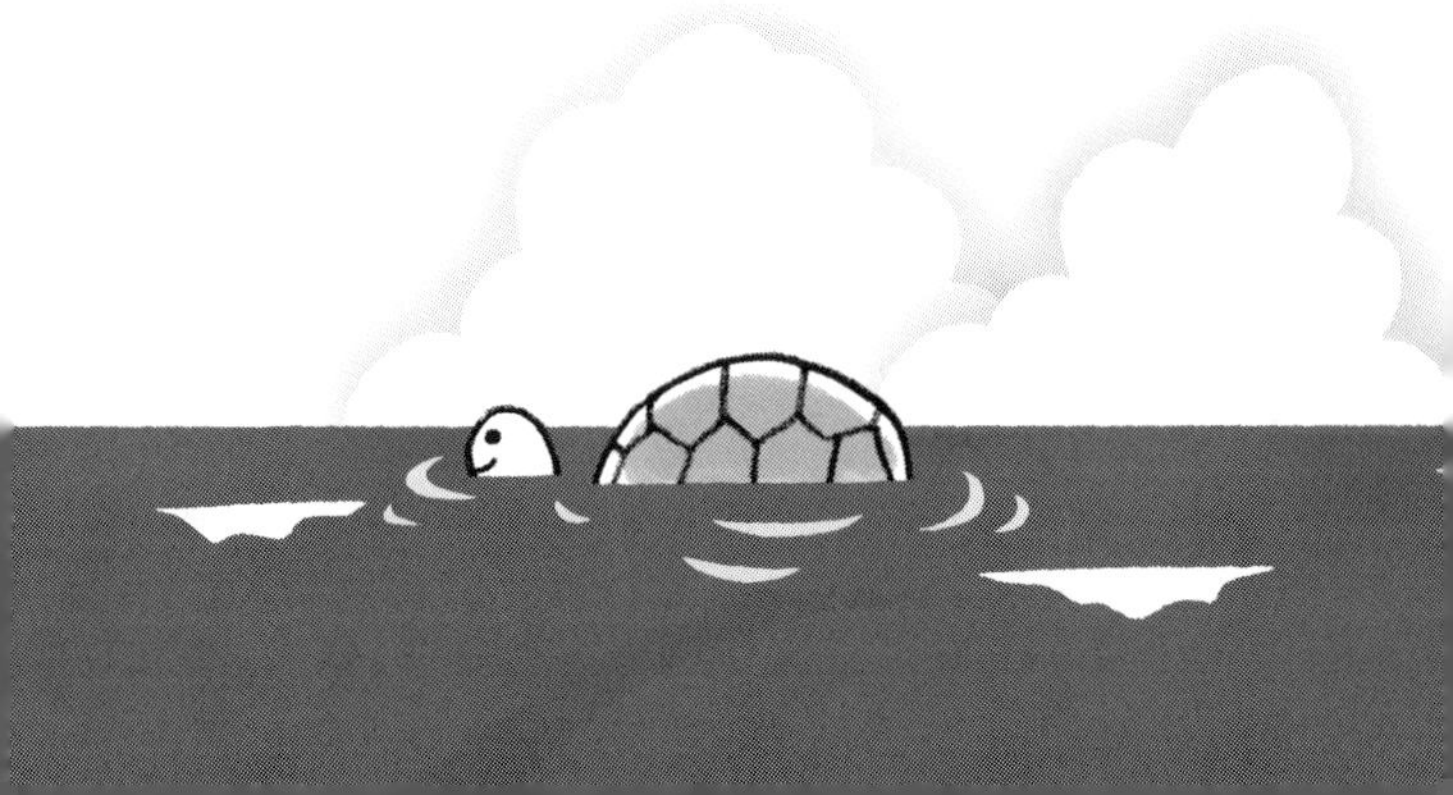

エネルギッシュに過ごしたい。
そのためにも、まずは冷房に当たりすぎない。
冷たい飲み物のとりすぎは夏バテを招きます。

さらに日本の夏は蒸し暑いので、
快適に過ごすちょっとした工夫も必要です。
暑いからこそ、微かな風を感じてみましょう。
たとえば、風に揺れる風鈴の音色を楽しんでみる。
家屋の中に風の通り道を作ってみる。
ウチワの風をそっと肘《ひじ》に当ててみる。
微かな風がひんやりした気配を作り出します。
暑いからこそ繊細なものに心を寄せる……。
おそらくそれは暑苦しさを和らげる
日本の夏の知恵なのです。

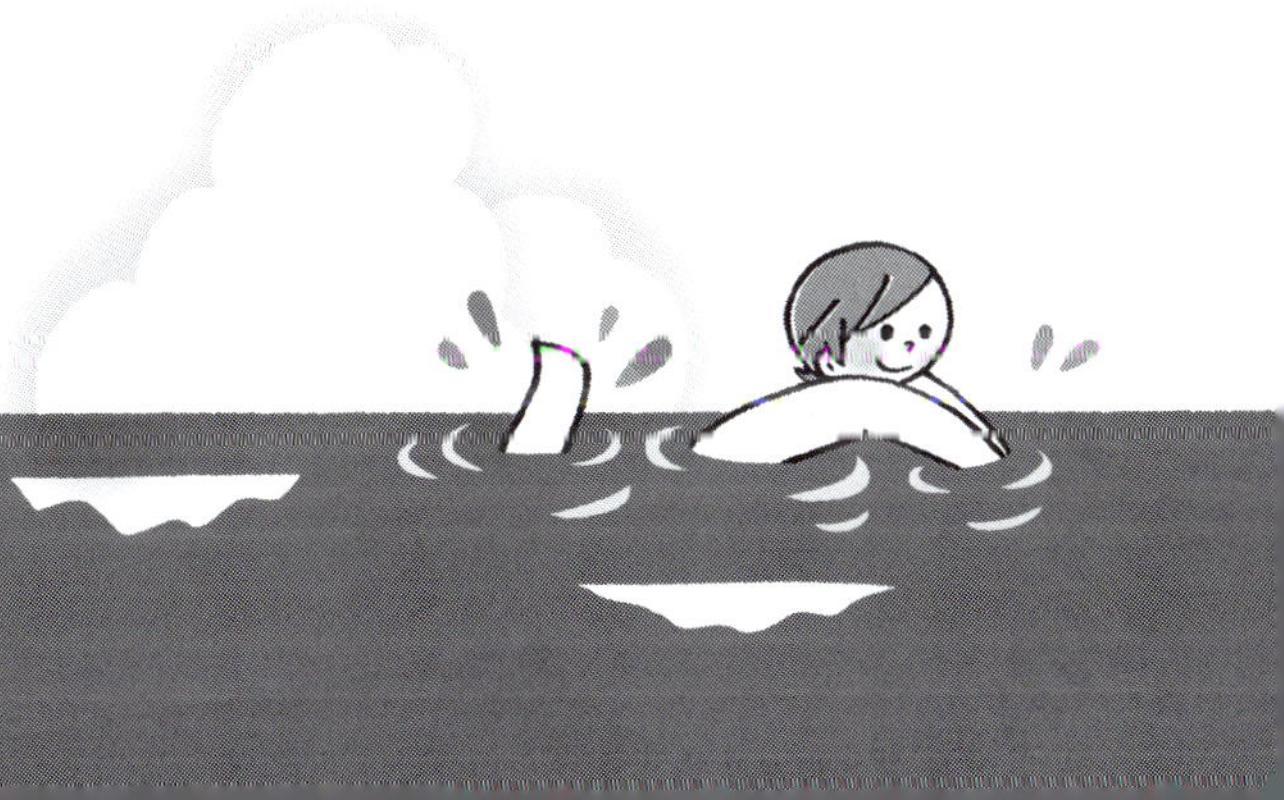

夏の冷房対策

クーラーの部屋にずっといるとだるくなる

昨今は電車の中やデパートなど、
どこへ行ってもクーラーが
効きすぎている傾向があります。
そしてそこから一歩外へ出ると
アスファルトのムアッとした熱気に
一気にまとわりつかれるのが都会の夏です。
温度の差が激しいので、
上着を一枚余分に持って、面倒くさがらずに
こまめに脱ぎ着をしたほうがいいでしょう。

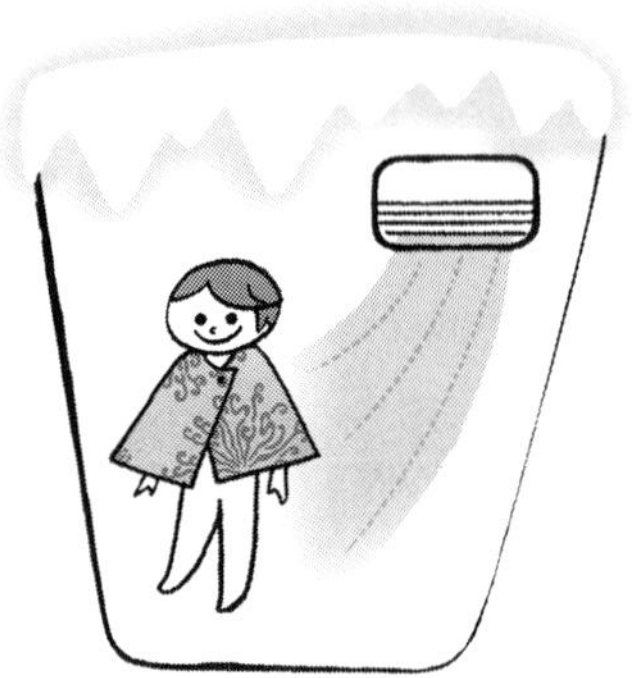

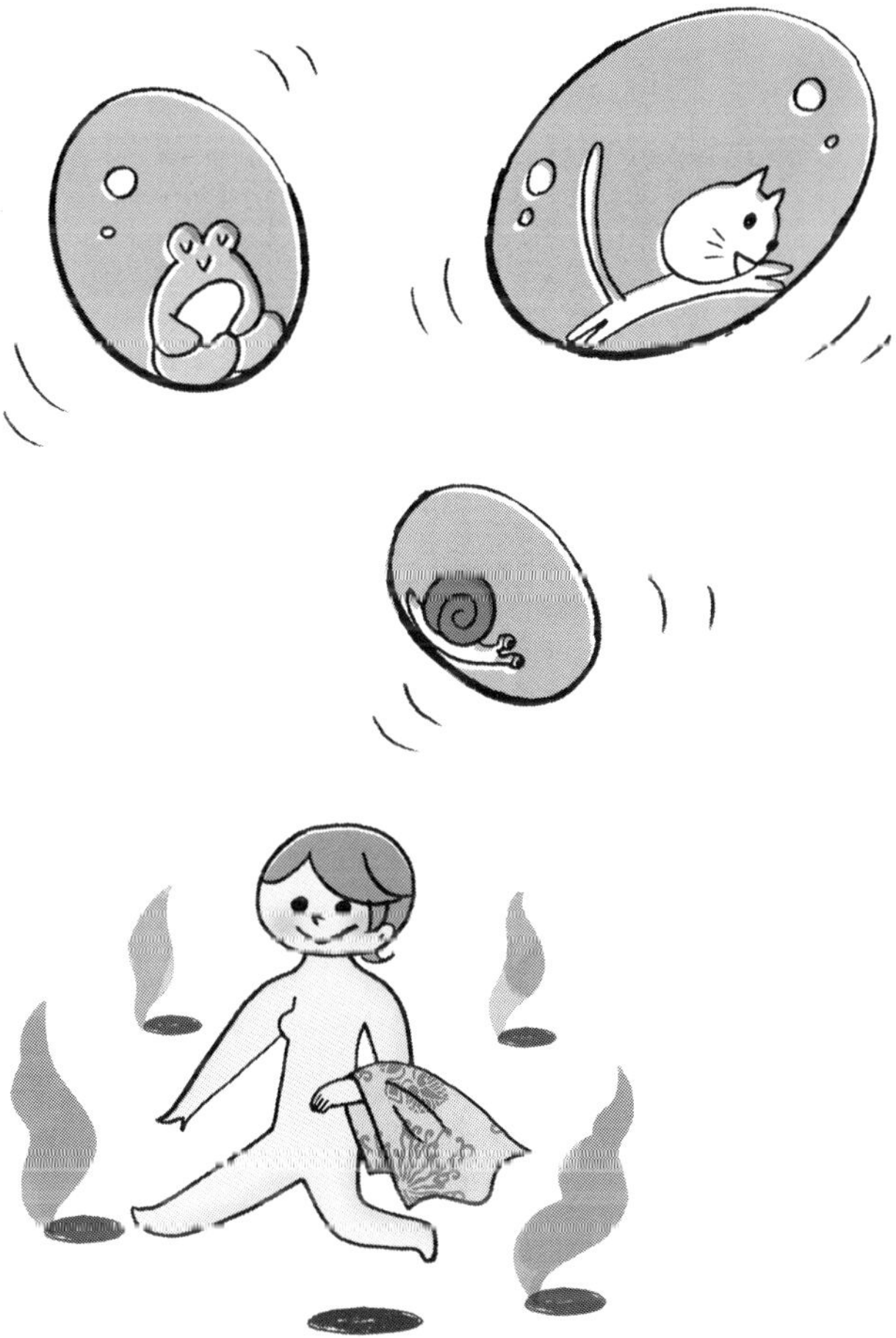

「だるいな」と感じたら要注意

外出時に電車の中で当たるクーラーの冷気には、
首の後ろ側から当たらないようにご用心。
風呂上がりの扇風機も、
背中側にだけ当てないように気を付けて。
涼しいからといって部屋に一日中いて、
冷房に当たりすぎると身体がだるくなってきます。
発汗作用があってこそ、
ますます活発に夏の身体の
新陳代謝が行なわれるからです。
汗をかけないときは熱めのお風呂にサッと入り、
ドバッと汗をかいて、皮膚の汗腺を
開いてあげてください。

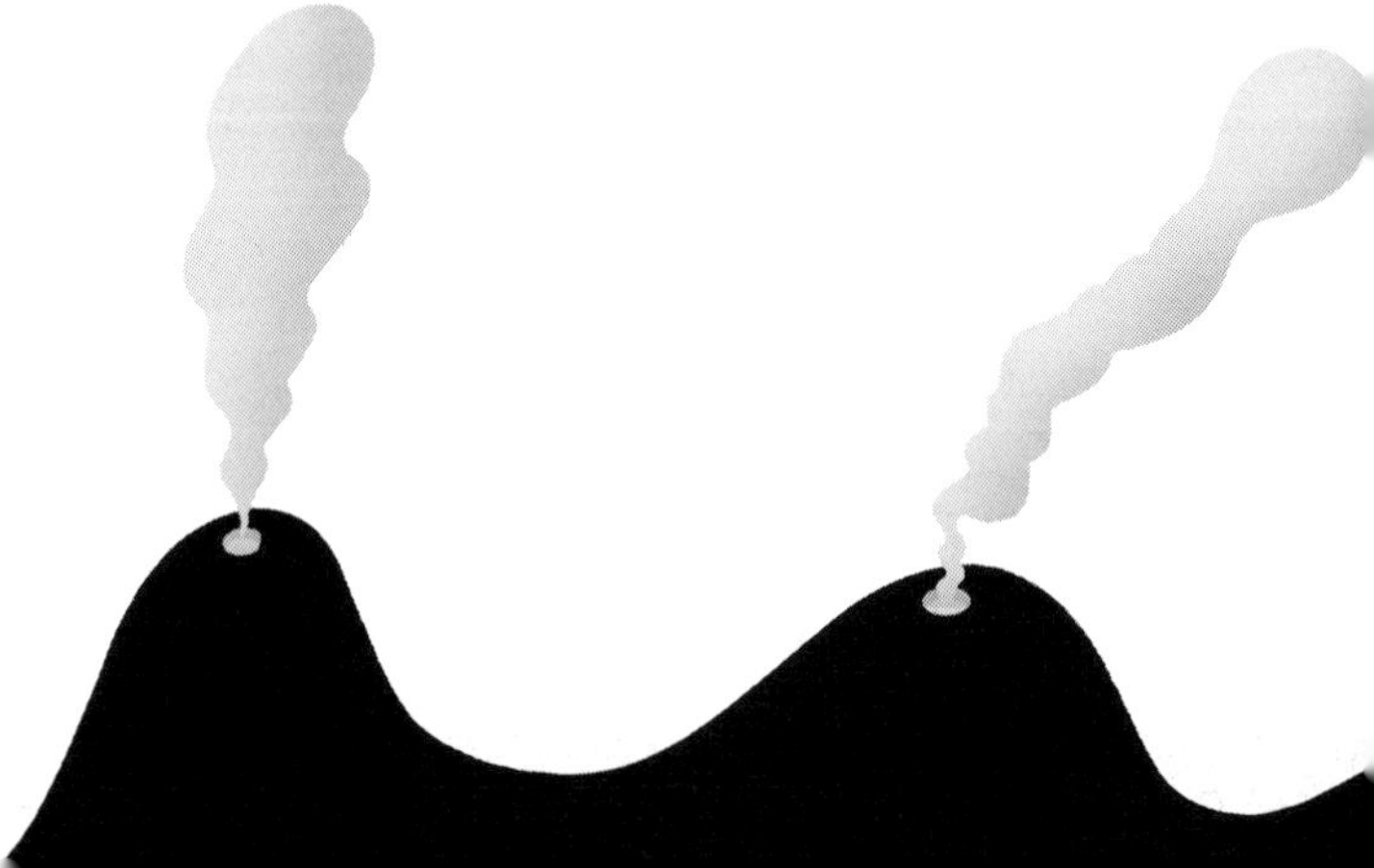

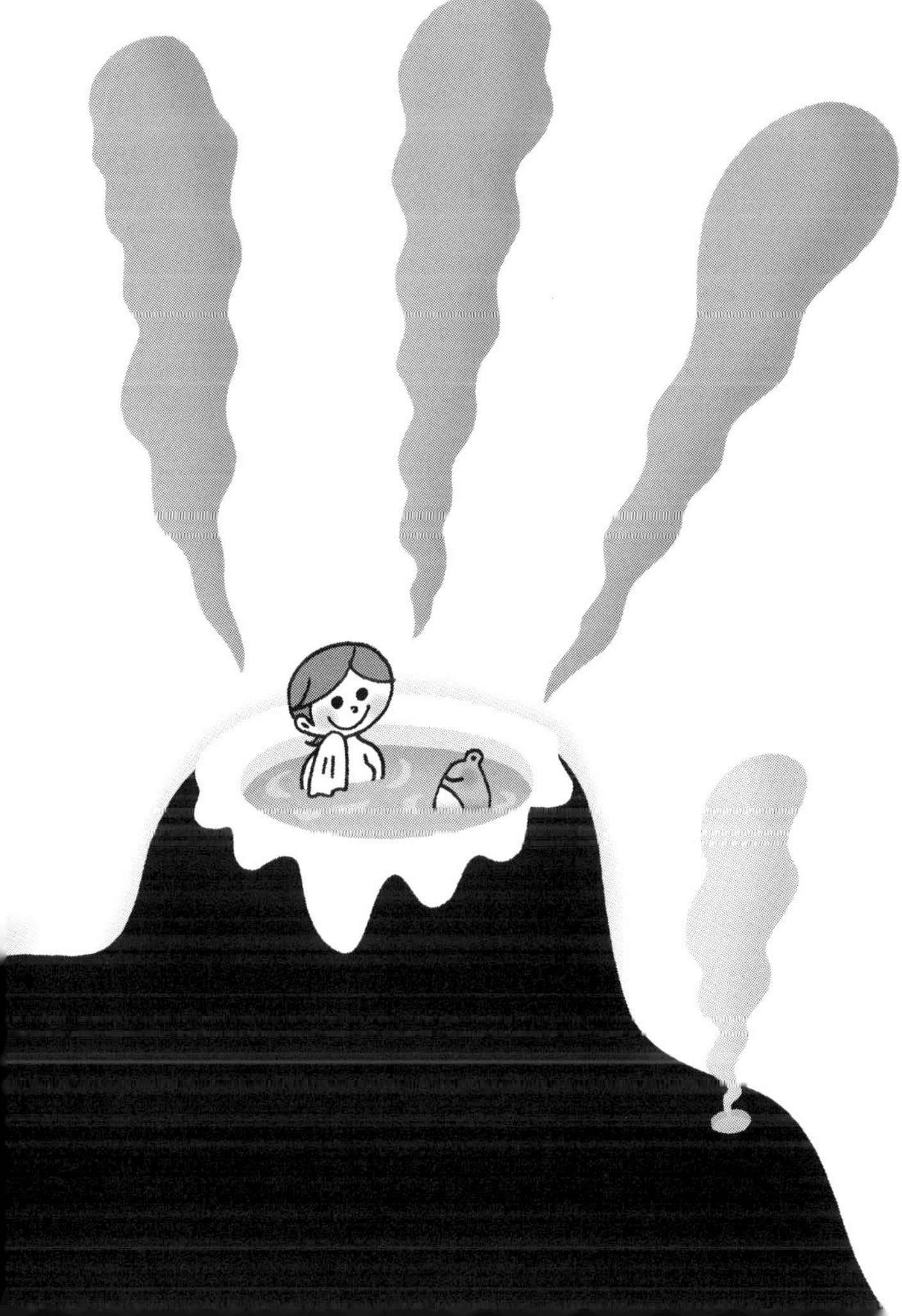

至極のお昼寝タイムを演出する

仰向けになって、床にゆだねる

夏の太陽がいちばんギラギラする時間、
子ども時代はよくお昼寝をさせられたものです。
暑い夏は、ちょっとした休憩をとることが
身体の疲労を回復させるのに役立ちます。
心身ともにリラックスする基本姿勢は、まず仰向け。
気持ちよくゆったりと
手足を伸ばせるスペースはありますか？
畳一畳ほどでいいのです。
そこに、いつものように仰向けになってみましょう。

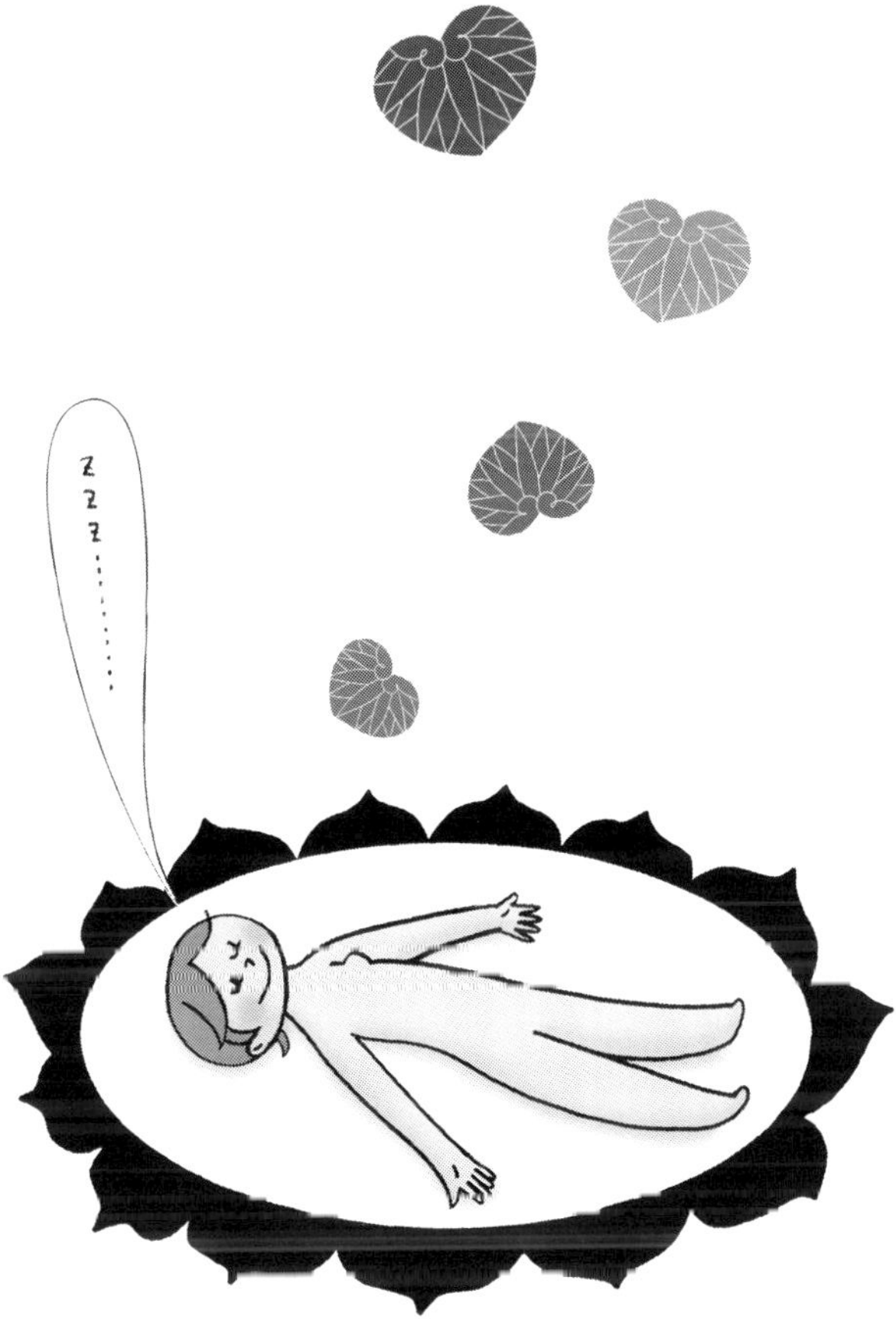
ZZZ……

極上のリラックス姿勢を探す

まずは自分の癖をチェック

手のひらの向きは？　天井を向いていますか、それとも手の甲が上向きですか？
手のひらの向きひとつでも、身体に起こってくることは違います。
この二つの違いはどこに現われているでしょう。
手の甲を上向きにしたときには
肩は内側に回転し、かすかに胸の中は狭まります。
手のひらが上向きのときは逆に、胸の中が広がるような、
なだらかなラインが腕とつながります。
どちらにしても、肩の緊張が抜けづらい人は、
かすかに肘から回転を起こすようにして、
手首や肩関節を小さく回転させ、
ラクに床における位置を探してみてはいかが？
そして、腕の幅は、胸の中が気持ちよく広がるような角度を見つけてみてください。

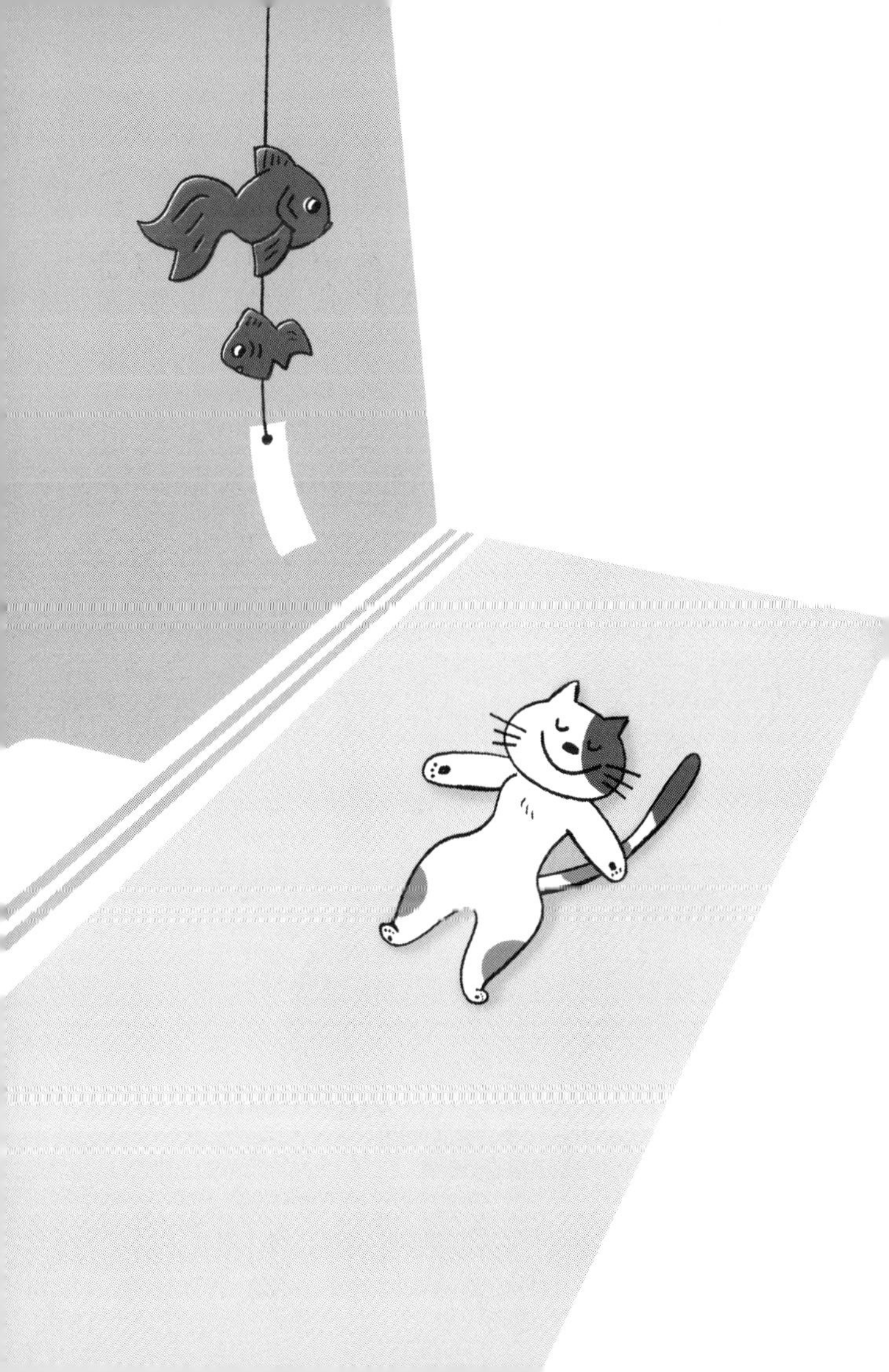

足の幅も同様です。
自分の股関節に緊張が起こらない幅、
足がみぞおちから伸びているような
長さを感じられたらしめたもの。
閉じすぎでもない、開きすぎでもない位置を
見つけてみましょう。
探すときは片腕ずつ、片足ずつ。
それもほんの少しずつ動かして、
ていねいに、自分の骨に相談しながらやってみる。
腕や足の存分な解放感は、全身を気持ちよく
床にゆだねる感覚を誘導します。

それは、ほんのひとときでも、
極上のリラックスタイムになるのです。

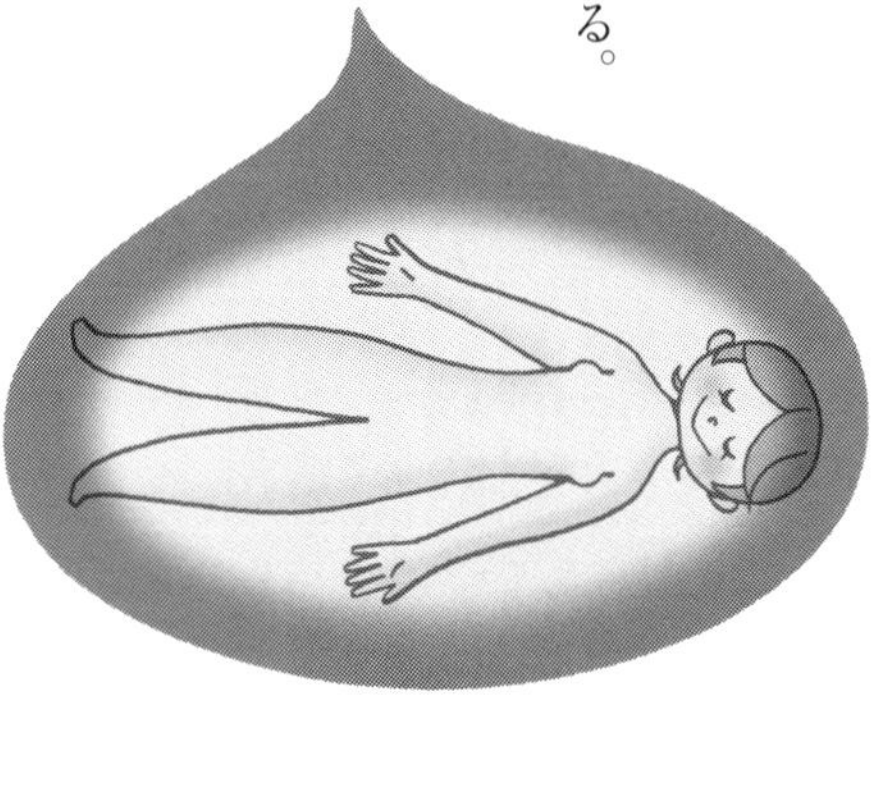

文月《ふみづき》

時期：新暦の7月下旬から9月中旬ごろ
季節：初秋

文月の名前の由来は、短冊に歌や字を書き、7月7日の七夕に牽牛星《けんぎゅうせい》、織女星《しょくじょせい》の二つの星に書道の上達を祈ったことから、「文披月《ふみひらきづき》」が転じて文月と呼ばれるようになったと言われています。

その他にも稲の穂がふくらみ始める月、「穂《ほ》含月《ふみづき》」や「含月《ふくみづき》」が文月の由来という説もあるようです。

とにかく一年でいちばん暑い時期ですが、

二十四節気の立秋があり、

季節としては秋になります。

月の後半、処暑《しょしょ》を迎える頃には暑さも峠を越えて、朝夕に涼しい風を感じることができます。

そろそろ台風の訪れる時期です。

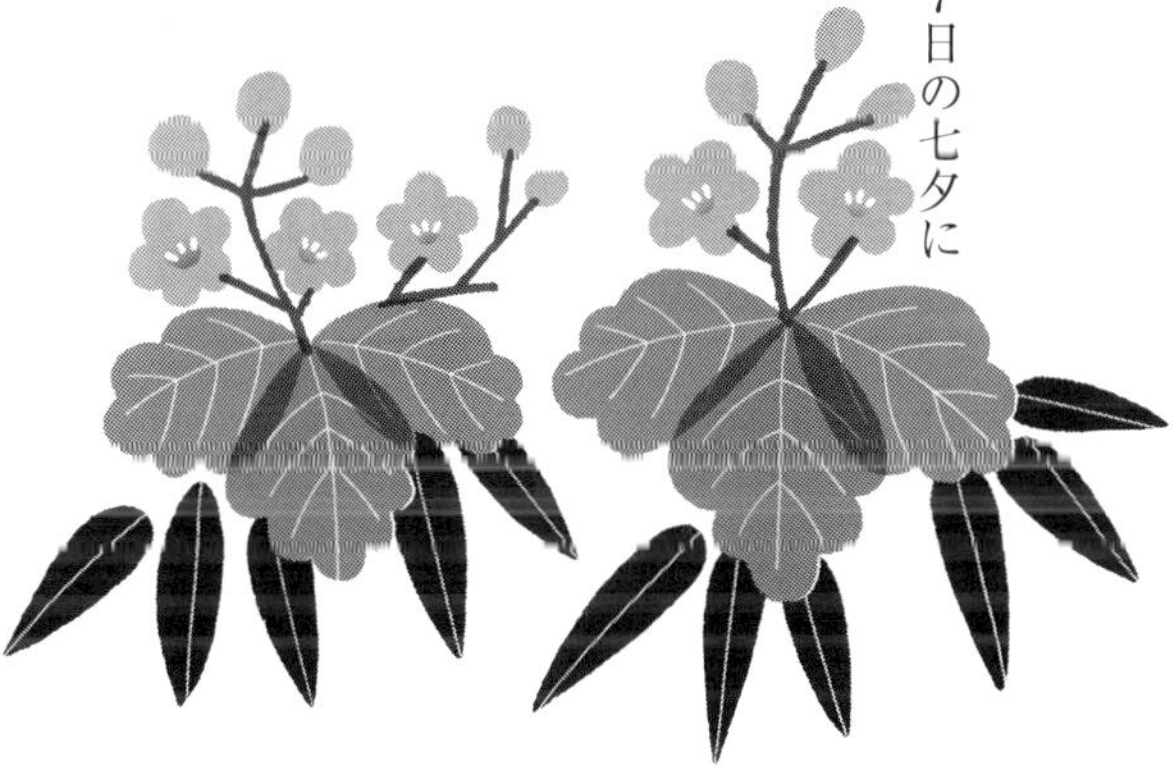

祭事や行事

●**七夕《しちせき》・笹の節供**　時期：7月7日（新暦の7月下旬から8月下旬辺り）
七夕は牽牛織女が天の川を渡って、年に一度の逢瀬《おうせ》を行なう日とされています。「7月7日の夕方」を意味しています。夜空を見上げると天の川が見え、裁縫・書道・手芸の上達を祈り、願いごとを書いた短冊が笹につるされます。現代では新暦で行なうのが一般的ですが、それだとちょうど梅雨の真っ最中で、滅多に星は見えません。ですが、有名な仙台の七夕祭りなど、旧暦や月遅れで行なう地域も結構あるようです。その頃だと新暦の8月半ば辺りになるので、概ね晴天となります。

●**立秋《りっしゅう》**　時期：新暦の8月8日辺り
この日から立冬の前日までが秋です。秋とはいえ一年でいちばん暑い頃になります。ただ、いちばん暑いということは、この日をピークとしてあとは涼しくなると言えます。この日以降は、暑中見舞いではなく残暑見舞いとなります。

●**四万六千日《しまんろくせんにち》・ほおずき市**　時期：7月10日（新暦の8月中旬辺り）
観音様の結縁日《けちえんび》。この日に参拝すると4万6000日分（126年！）参拝したのと同じ功徳《くどく》があるという特別な日です。露店でにぎわう〝縁日〟はこのご縁日のことなのです。一升分の米粒が4万6000粒あるとされ、〝一升〟を人間の〝一生〟にかけていると言われています。一生を無病息災で過ごせるようにという願いが込められているのです！　浅草寺が有名ですが、新暦の7月9日から10日に「ほおずき市」とともに開かれます。

●お盆　時期：7月15日前後（新暦では月遅れの8月15日前後）

一般的には13日を迎え盆、16日を送り盆として、4日間をお盆の時期とします。お盆には、ご先祖様が灯りを頼りに帰ってくるので、13日の夕刻に提灯や灯籠を灯し、庭先や門口で迎え火をたきます。それが「迎え火」です。16日の夜には迎え火と同じところに、今度は送り火をたき、帰り道を照らしてご先祖様を送り出します。これを「送り火」といいます。地方によっては、ご先祖様がこの世とあの世を行き来するための乗り物として、「精霊馬《しょうりょううま》」と呼ばれるきゅうりやナスで作る動物を用意することがあります。きゅうりは足の速い馬に見立てられ、あの世から早く家に戻ってくるように、また、ナスは歩みの遅い牛に見立てられ、この世からあの世にゆっくりと帰れるようにとの願いが込められています。

●盆踊り　時期：7月16日前後の晩（新暦では月遅れの8月16日前後）

今では娯楽や観光行事となっている盆踊りは、もともとお盆に帰ってきたご先祖様の霊を慰め、見送るための行事でした。16日は十六夜《いざよい》、月はほぼ満月です。初秋の爽やかな夜空は月明かりで明るく照らされ、寺社の境内に老若男女が集まって夜どおし踊ったそうです。沖縄の盆踊りは現在でも旧暦のお盆に行なわれています。

●処暑　時期：新暦の8月23日辺り

処暑は暑さが止むという意味です。日中はまだまだ暑い日が続きますが、野山に出かけてみるとススキや萩の花などの秋の七草を見ることができます。朝夕にはそろそろと涼風が吹き始め、暑さもなんとなくおさまる気配がします。台風のシーズンでもあります。

夏バテはさっぱり系の食事で消化器を休ませる

この月の身体は……

文月は初秋、季節はすでに秋です。

とはいえ、夏の余韻というには余りにも暑すぎる日が続きます。

本来はよく動き、食欲モリモリというのが健康的な体の状態ですが、
蒸し暑い夏を乗り越えてくると、胃や肝臓もややお疲れ気味。

いわゆる〝夏バテ〟という状態になってしまう人も出てくるのでは。

そういうときはスタミナ系の脂っこいものよりも、素麵や冷奴などがおいしく感じられます。

酸味を活かした〝さっぱり系〟で

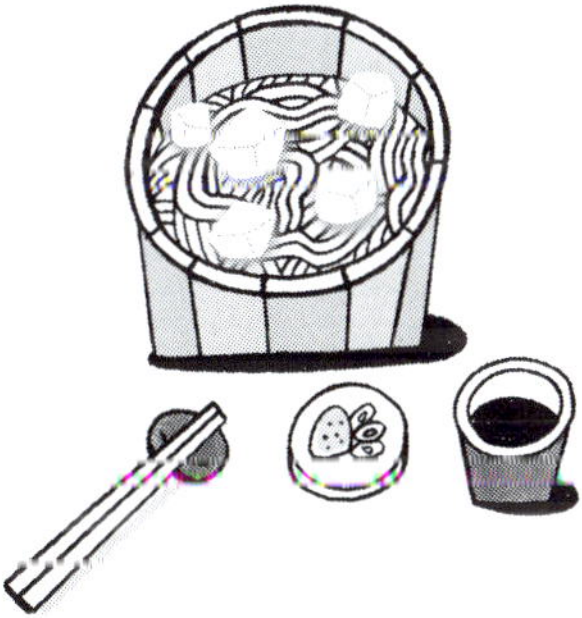

消化器系統をひと休みさせてあげましょう。

お盆を過ぎるとクラゲが出ますが、
それまでは海水浴にうってつけの時期です。
塩水に身体を浸す、砂浜に身を横たえる。
波のリズムを身体に響かせる。
季節折々の外遊びは、身体を鍛えるだけでなく、
自分自身の感覚体験の幅を広げます。
ただし、皮膚の焼きすぎは
肝臓に負担をかけるのでご用心。

そして文月は、七夕の月。
星空に想いを馳せながら、
願いごとをしてみませんか？
墨と筆を用いて、〝自分の中の本当の願いごと〟に
出会ってみるのも、この季節ならではです。

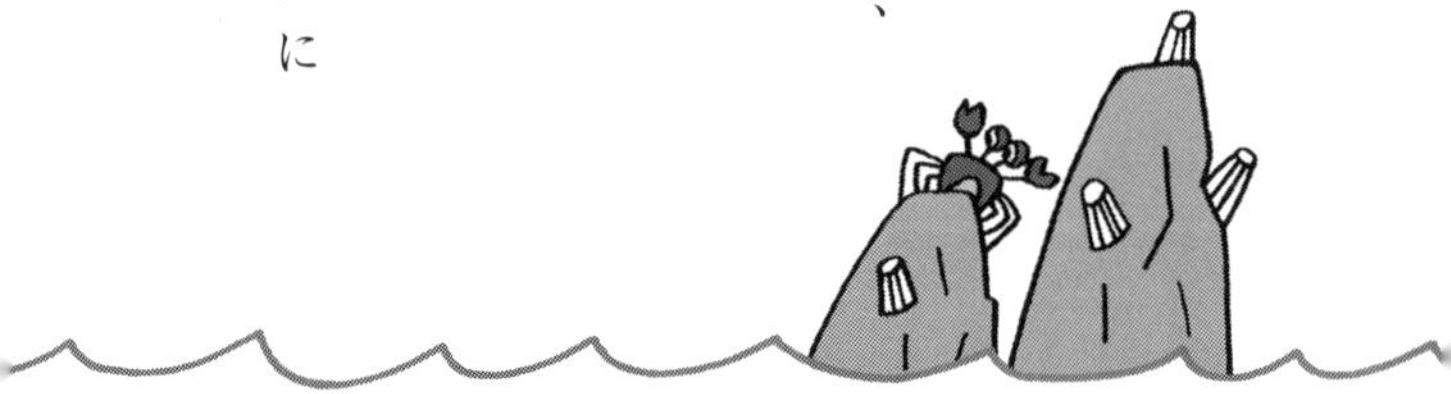

水の中に、ポッカリ

泳ぐのもいいですが、
水面にただ浮かんでみるだけでも、
いつもと違う感覚を味わうことができます。
浮かんでいる状態だと、
水中では心の動きが通常よりずっとダイレクトに
自分を揺さぶってくるのがわかります。
心に沸き起こってくる想いに、
自分の身体が瞬時に呼応してきます。
そして、波や水温の微妙な変化が、
また自分の心に揺さぶりをかけてくる。
そんな心と身体と周囲の自然環境との循環。
それは水中の世界ならではの
ていねいな気づきとも言えるでしょう。

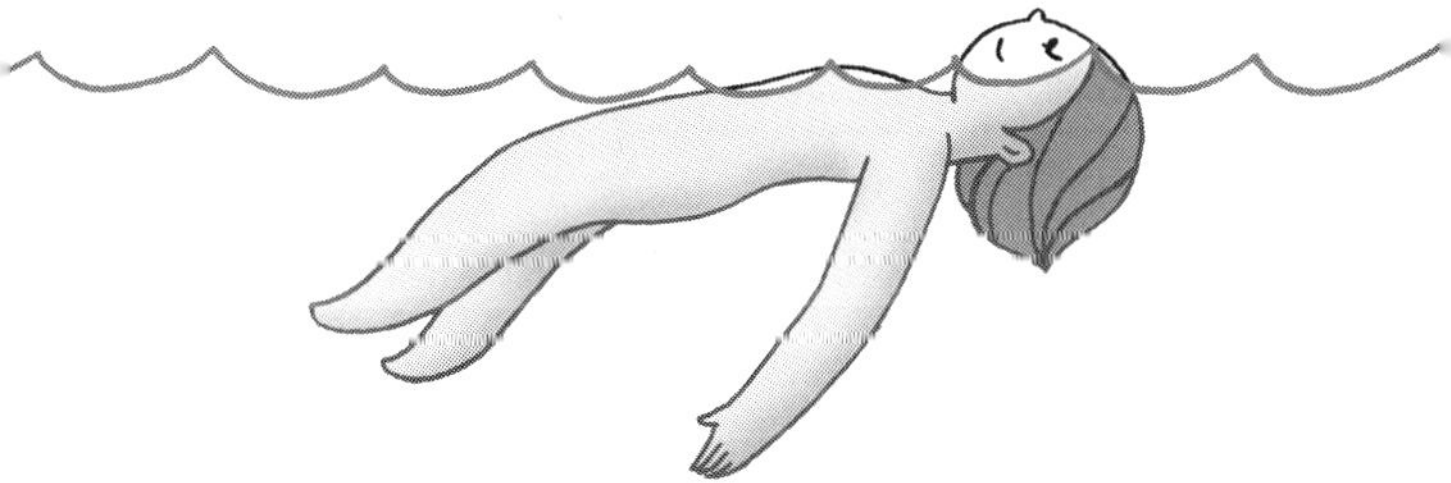

水の中では重力の影響から解放される！

せっかく浮かんだのに……。
波間に浮かぶと気持ちいい。
でも、あっという間に足から沈んじゃう……。

相棒に補助してもらおう！

補助者は、相手の右側に立ち、両方の手のひらで下から支えます。左手を相手の肩と首の境目辺り、右手は腰が反った辺りを支えるといいでしょう。浮力を利用して、バランスをとる練習です。

※水深は、補助者の肘《ひじ》の辺りを目安にします。

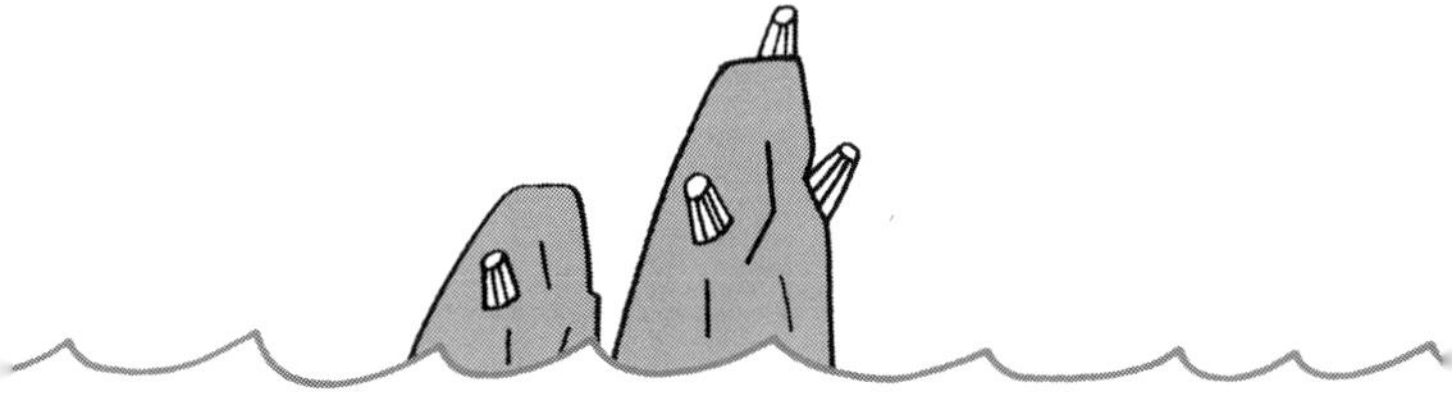

浮遊感を楽しむ

①　水平に浮かぶことに慣れてきたら、
流すように左右にゆっくり、
だんだんカーブもつけて動かしてもらいます。
体の余分な力が抜けて、
どれだけ水の中でリラックスできるかな？

②　今度は補助者が下から手を当てる場所を
一箇所にしてみましょう。
どこに触れれば体が水平に保てるでしょう？

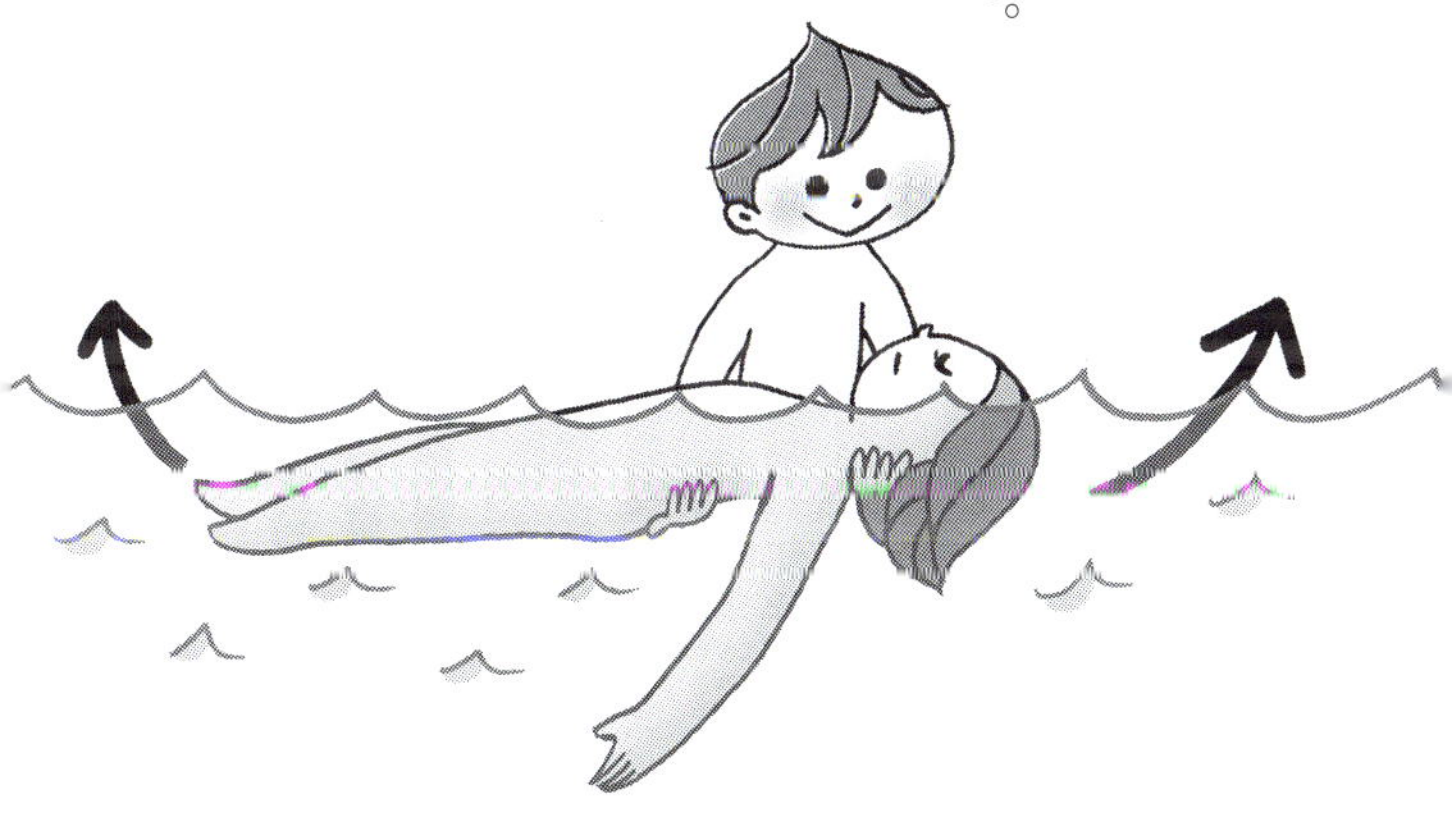

③
次は指一本で支えることに挑戦！
触れる面積をだんだん少なくしていきます。

④
そぉーっと指を離してみたら……。
一瞬かもしれませんが、
足が沈まないで浮かべるかも。
この浮かんだ状態のまま
どれだけ長い時間維持できるか、
次は挑戦していきましょう！

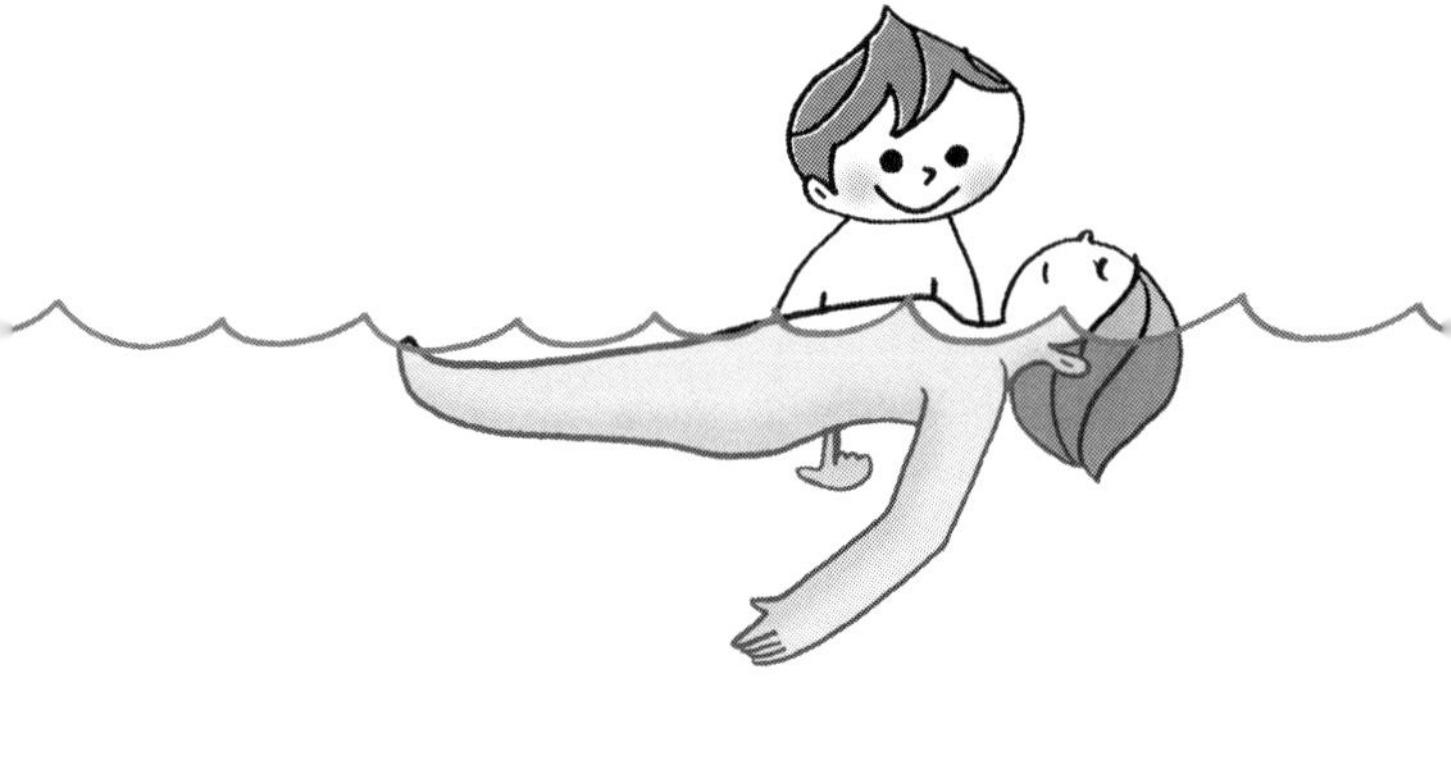

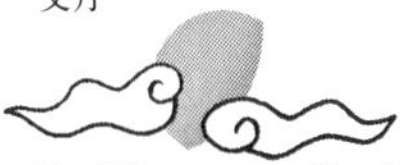

七夕の願いごと

ほんとうの願いごとってどんなことだろう？・　その1

七夕といえば笹の葉さらさら、短冊に願いごと。
みなさんは毎年「願いごと」してますか？
ちなみに七夕というと7月7日ですが、
それは旧暦の7月7日を日付だけそのまま新暦に
移行したため、新暦の七夕の時期は梅雨の真っ只中、
天の川を見られる機会は少ないという
おかしな状況になっています。本当の七夕は文月、
秋の行事です。そしてそれは、自分の願いごとを引き出す
一年に一回の、またとない機会。自分の人生にメリハリを
つけて、前向きにいくためにも、ぜひ活用を。
願いごとを墨と筆で書きとめて、天の川に捧げてみましょう。
真剣に自分の中を探り、丁寧に選択し、
言葉として紡《つむ》ぎ出した〝想い〟は、自分の意識の下にハッキリと自覚されます。

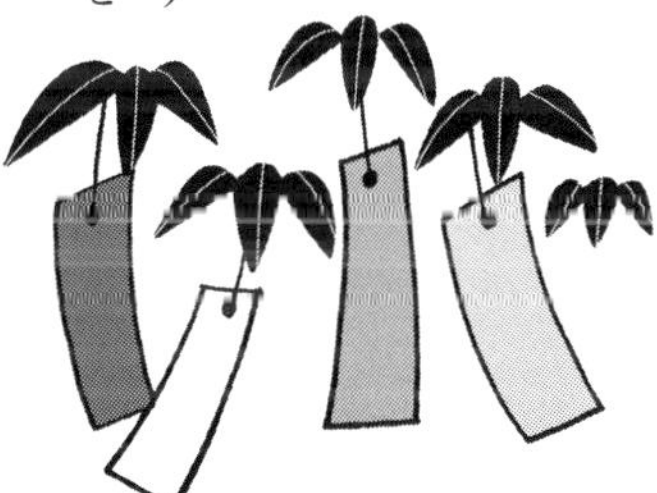

書道具はわが身の分身!?

半紙に墨で願いごとを書いていきますが、
まずは道具を選びます。
その日に使う筆、墨、硯《すずり》を選びます。
自分の手によく馴染んだものでもよし、
相性がよさそうだなと
ピンときたものでもいいでしょう。
筆などは実際に持ってみて、
おなかや腰に〝響く〟もの。
スッと背筋が伸びるものを選んでください。
要は自分の身体と一体になれる道具がいい道具の条件。
手先だけでなく、身体の延長として、
その道具が使えるかどうかがポイントです。
そしてそうやって出会った道具は
使えば使い込むほど、愛着が湧いてきます。
自分の身体の一部として活躍してくれるのです。

ちゃんと墨を摺《す》る

墨汁《ぼくじゅう》もありますが、
墨を自分でちゃんと摺る時間がすでに
自分の心の中と静かに向き合う過程です。
硯に水を差し、墨を摺っていきます。
墨を摺るということは、手に力を入れて
墨を硯でこすることではありません。
むしろ、身体のリズムに乗って、
硯の上を墨を滑らせながら練っていくといった感じ。
片手でもいいのですが、両手で墨を持ち
跪座《きざ》または、正座の姿勢をとり、
下半身を前後に揺すって、
その運動で手に持った墨を摺るといいでしょう。
墨が硯の上を滑り出すと、
墨に粘りが出てきて、香りが部屋の中に満ち始めます。
いつの間にか無心になって取り組める時間です。

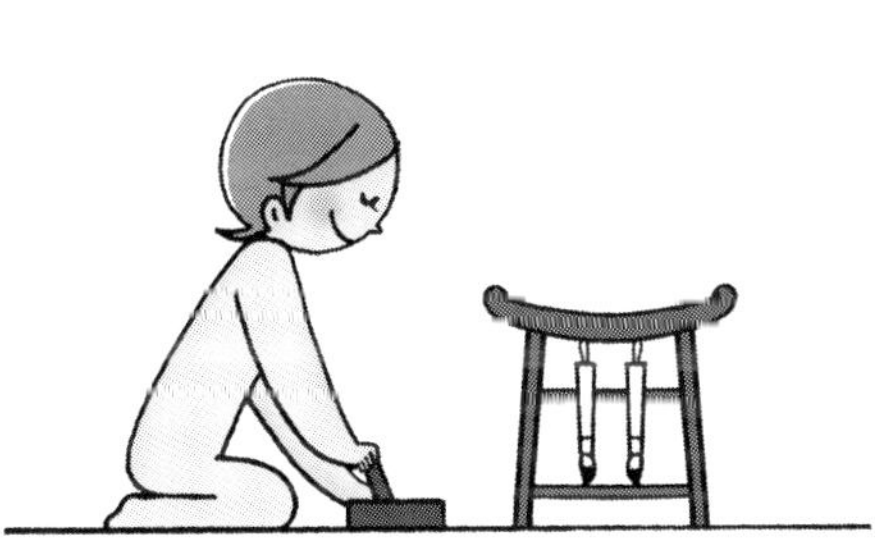

そういうときこそ自分自身の奥のもの、
深いものと向き合う心境に
近づいていくのでしょうか。
うまくいくときは案外、
無心で取り組んでいることのほうが多いのです。
（自分の身体の）行為に集中していくような作業……。
ここで焦っちゃいけません。
疲れたら、少し休んでから、
また摺り始めればいいのです。
そうやって墨を摺っていくと、
心に静かな余裕が出てきます。
部屋の中を流れる
微かな風の動きにも敏感になります。
そして墨の香りに満たされたとき、
生まれてくるのは清々《すがすが》しい心境です。

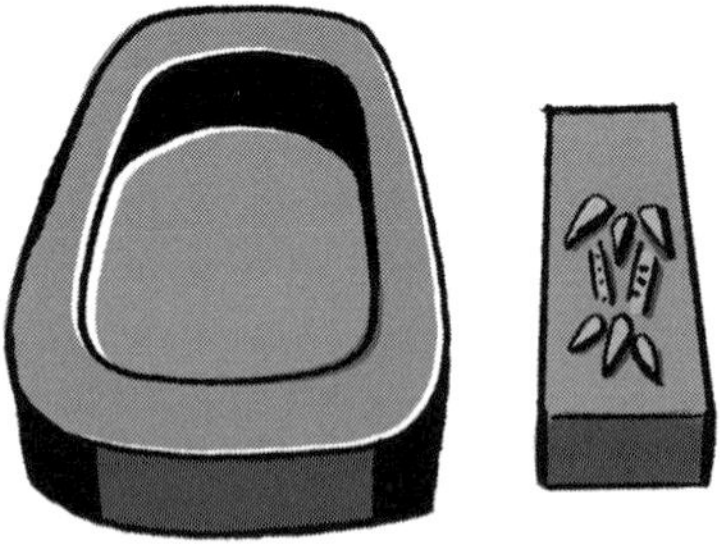

七夕の願いごと

ほんとうの願いごとってどんなことだろう？　その2

願いごとを書く

いよいよ自分自身の願いごとを書きます。
自分が納得するまで時間をかけて、
自分の中にある奥深い願いごとを「観る」。
真剣に自分の中を探り、丁寧に想いを選別します。
そして選び出された〝願いごと〟は、
「～になりたい」「～したい」とはせずに
「～である」「～する」というように
すでに起こっていることとして、
すっきりと、ただし具体性をもって
一文の言葉として紡ぎ出すのです。
そうやって紡ぎ出された表現は、
自分の意識の下にはっきりと自覚されます。

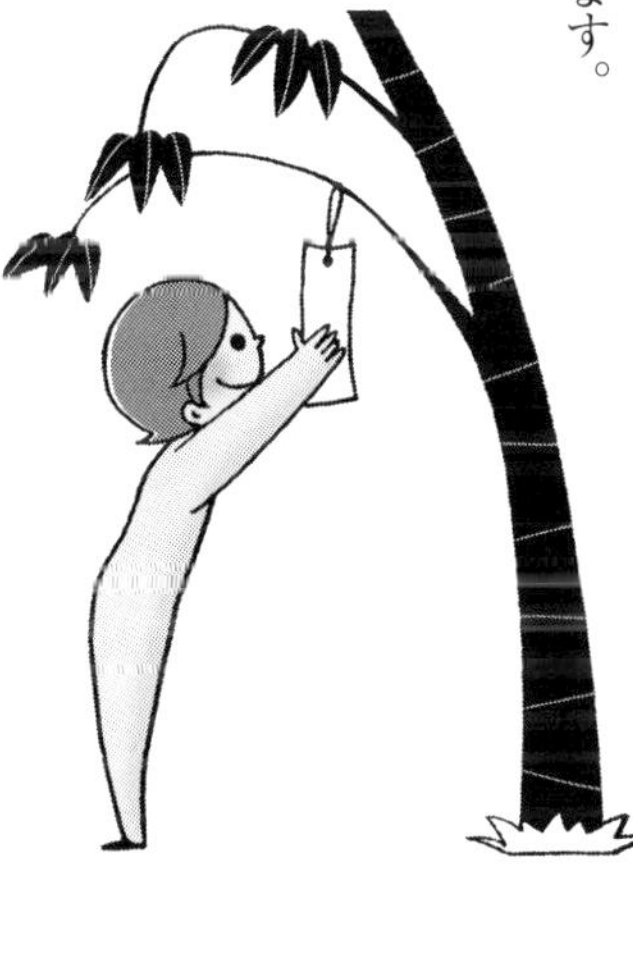

文が決まったら
実際に筆を持って書いていきましょう。
一文字の途中には筆に墨を継ぎ足しません。
高まった集中力が途切れないよう、書き出したら
一気に最後まで書き上げます。
終わったら部屋の壁など、好きな場所に
願いごとを貼り出します。

さて、できばえはどうでしょうか?

もし、誰かと一緒に書いたのなら、
願いごとに込めた想いについて、
お互いに質問したり、
感想を言い合ってみましょう。
そうやって願いごとを
シェアすることによって、
自分の願いごとが多くの人と共有でき、

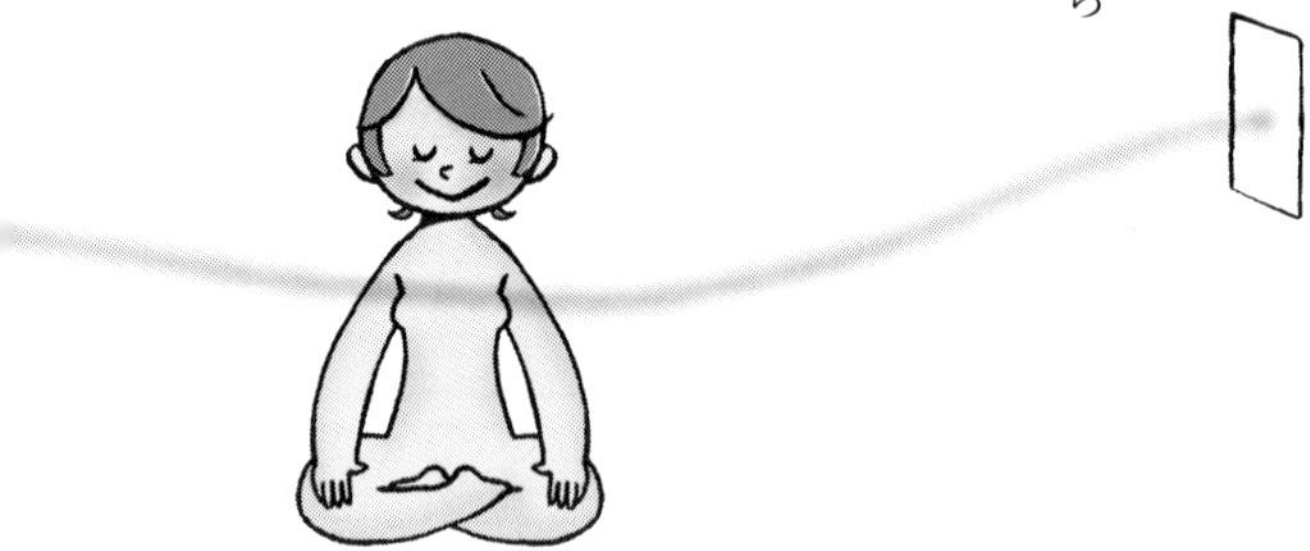

もっと具体性をもって
広がっていくことがあります。
七夕の前に書いたなら
壁に貼ってできるだけ毎日眺めて、
心に留めるようにしてください。
書きとめた願いごとは、
七夕の日の朝のうちまではそのままに。
そしてそのあとは……、
願いごとについて考えるのはおしまい！
半紙も折を見て燃やすなどして、処分します。
それはもう一回、願いごとを
自分の無意識の中に還《かえ》してあげるためです。
「願い」に執着するのはよくないのです。
叶うものも叶わなくなる。
ひょっとしたら一年後に
その願いごとの内容すら
忘れてしまっているかもしれません。

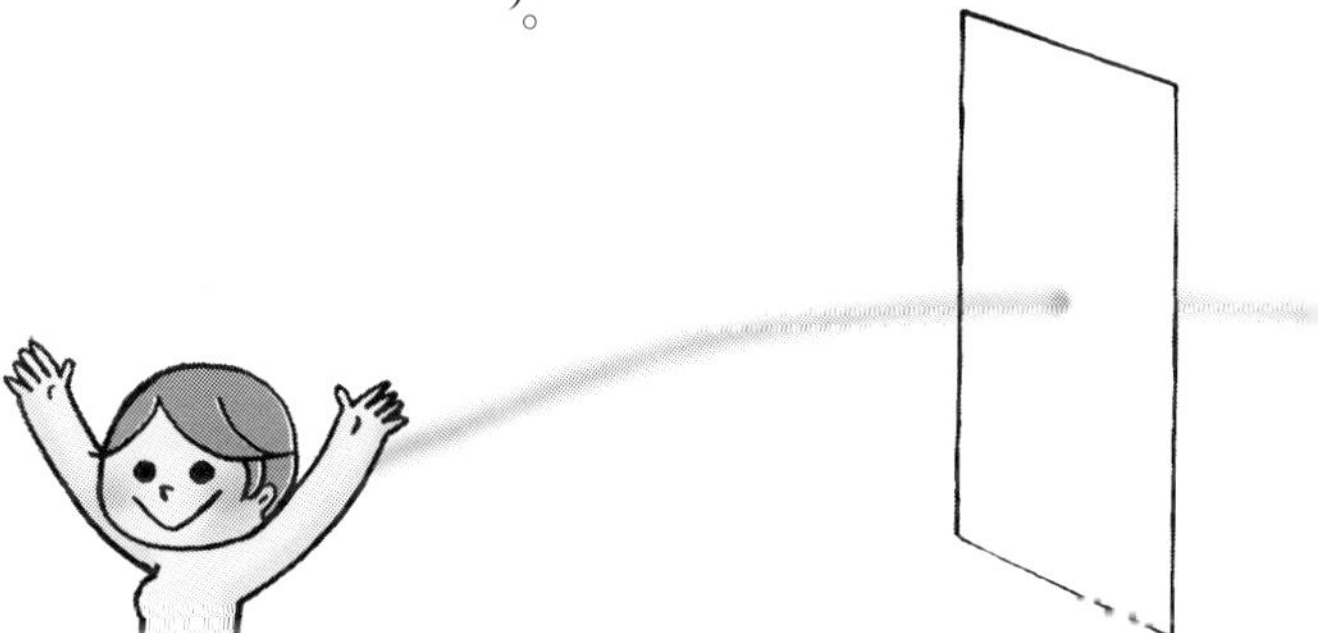

それでも、それがほんとうに
大事な願いごとであれば、
あなたの心の奥底から日常のあなたに向かい、
すでに願いごとが叶う
〝通路〟はできているはずです。

その〝通路づくり〟が七夕なのです。

葉《は》月《づき》

時期：新暦の8月下旬から10月中旬ごろ
季節：仲秋

葉月の名前の由来は、
木の葉が紅葉して落ちる月、「葉落《はお》ち月《づき》」が
「葉月」と呼ばれるようになったというのが定説です。
他に、稲の穂が張る「穂張《ほは》り月《づき》」や、
雁が初めて来る「初来《はつき》月《づき》」などがあり、
全て秋の訪れを告げるものにちなんでいます。
また「月見《つきみ》月《づき》」の別名もあるように、
この月の15日を十五夜、
または中秋の名月と呼んで、
満月を眺める風習があります。
月の後半には、野山に秋の七草が咲き誇る頃、
残暑も抜けきって、過ごしやすい時期になります。
秋の気配がだんだんと深まってきます。

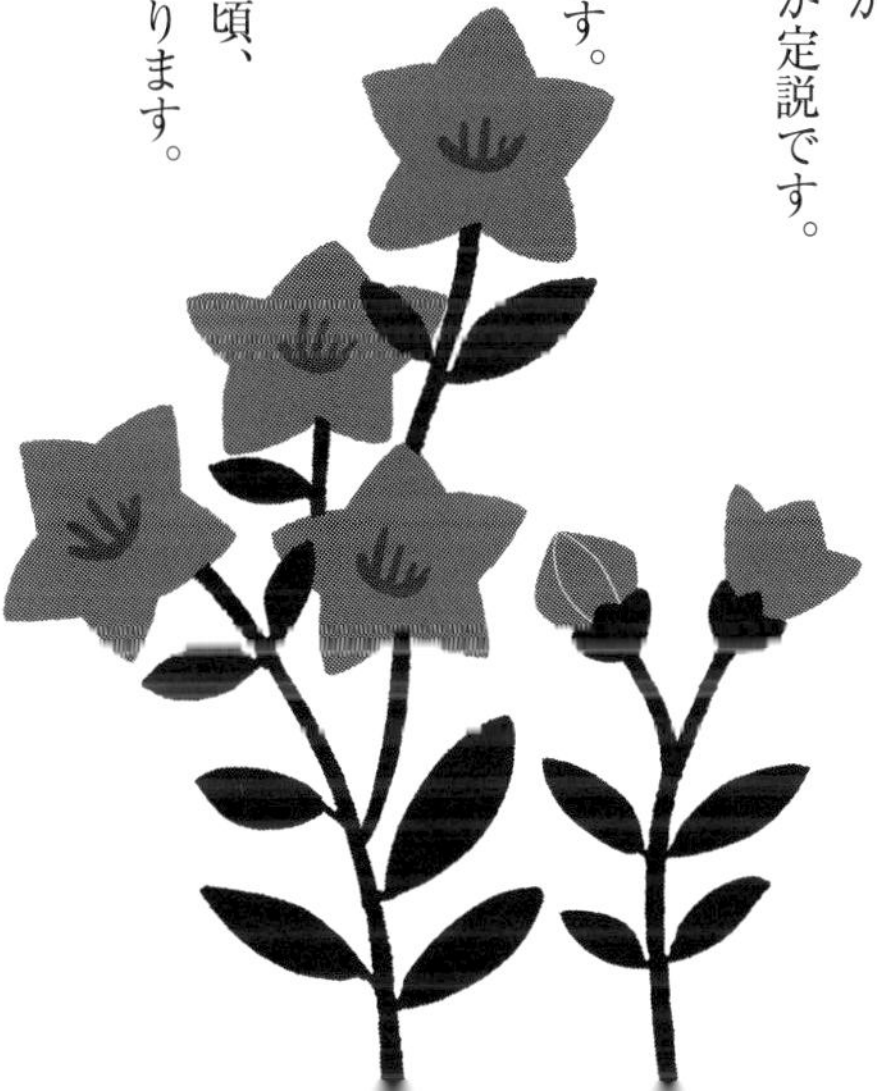

祭事や行事

●八朔《はっさく》　時期：8月1日（新暦の8月下旬から9月中旬辺り）
朔日《さくじつ》とは一日《ついたち》のことで、八朔とは8月1日のことです。この頃、早稲《わせ》の穂が実るので、「田の実《たみ》」を「頼み」にかけ、初穂を恩人などに贈る風習がありました。そこから田の実の節供とも呼ばれます。またこの日は、二百十日・二百二十日とともに台風襲来の特異日とされ、病害虫の被害をこうむることも多かったため、風雨を避け、順調な五穀豊穣、家内安全を祈って祭りが各地で行なわれます。現在では月遅れの9月1日や、9月の第一日曜日に行なわれることが多いようです。

●白露《はくろ》　時期：新暦の9月8日辺り
この頃になると、日中こそまだ汗ばむような暑さが残りますが、朝夕は涼しくなってきます。白露とは、夜の間に気温が下がって、朝方に草木の葉先に露が宿る頃のことです。空もだんだんと高くなり、間もなく秋がやって来る気配を感じることができるでしょう。

●二百十日・二百二十日　時期：立春から数えて210日・220日目（新暦の9月1・11日辺り）
台風のことを、野の草を分けて吹きすさぶ風ということから、「野分《のわけ》」と呼びました。八朔と二百十日、二百二十日の三日間は、台風襲来の特異日とされ、農家や猟師にとって三大厄日とされている日です。ちょうど稲の開花時期にあたり、農作物を風害から守るために、各地で神に祈る「風祭り（風鎮祭）」が行なわれます。越中八尾の「おわら風の盆」が有名です。

●**中秋の名月・お月見**　時期：8月15日（新暦の9月中旬から10月上旬辺り）

旧暦では7月〜9月を秋としていたことから、8月は秋のちょうど真ん中であり、新月から15日目の夜は十五夜、つまり満月です。「中秋の名月」とは〝秋の真ん中の月の満月〟のことです。一年で最も美しい満月が見られる日です。この日は、満月を鑑賞し、これから始まる収穫期を前にして、収穫に感謝する意味合いがありました。ちょうどこの頃収穫される「芋」をお供えすることから「芋名月」とも呼ばれています。月見団子と魔除けの力があるとされたすすきの穂を飾り、里芋、栗、枝豆、柿などをお供えします。ちなみに翌月、旧暦9月13日（十三夜）にも月見をします。この日の月は、8月を「芋名月」と呼ぶのに対して「栗名月」とか「豆名月」と呼ばれます。両方の名月を見るのがよしとされ、片方しか見ないことを片見月《かたみつき》と呼んで、嫌いました。

それから十五夜にお月見団子を盗んでよいとする風習があったそうです。東北の秋田地方では十五夜の晩、子どもたちが、

お月豆けないか（くれないか）　お月豆けないば（くれないと）

庭の隅さ　くそたれろ

と、おどし文句の唄をうたい、家々へおしかけて、枝豆をもらったそうです。西洋のハロ

ウィンのお祭りで「トリック・オア・トリート！（なんかくれ。さもなきゃ悪さするぞ）」と言ってお菓子をもらうのとそっくりですね。

●秋分《しゅうぶん》　時期：新暦の9月23日辺り

この頃太陽は真東から昇り、真西に沈みます。春分と同じく昼と夜の長さがほぼ等しく、春分とは逆にこの日を境に夜が長く昼が短くなっていきます。秋分の日を挟んだ前後3日を合わせた7日間が〝秋の彼岸〟です。「暑さ寒さも、彼岸まで」と言われるように夏の気配は去り、この日を境にいよいよ正真正銘の秋の訪れが感じられるようになります。また、彼岸は人間が生活しているこの世を此岸《しがん》と呼ぶのに対し、極楽浄土のあるところのことです。家族そろってお墓参りに行き、ご先祖様を敬い、なくなった人々をしのぶ日です。

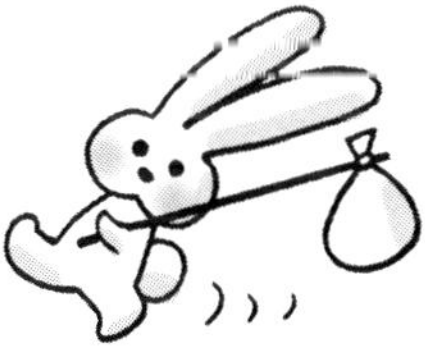

冷えは足元からやってくる。骨盤の閉まり出す秋

この月の身体は……

葉月は仲秋、上旬の白露の頃には、
ひんやりした朝夕の涼しさに秋の気配を感じ始めます。
涼しくなると、夏バテ気味の体にとっては
夜もよく眠れるようになり、ホッとすることでしょう。
とはいえ、まだまだ日中は日差しも強く、
裸足やサンダルのままで過ごしがちです。
油断していると、朝と夕方の気温差に
この時期は足元から冷えてきます。
秋口からの冷えは、特に泌尿器、
主に腎臓に負担がかかってきます。
涼しくなると皮膚の発汗作用も少なくなり、その分、
身体の中の水分調整を腎臓が受け持つことになるからです。

「体が冷えているな」と感じたら、
足首まで少し熱めのお湯につける
足湯をしてみましょう。
その際、お湯の温度は下げないように。
足の中まで温まったなと感じたら、
両足をよく拭きます。
指と指の間、足の裏を布で足を刺激するように
ていねいに拭き取ってください。
まだ血色のよくないほうの足があれば、
もう2分少々、お湯の温かさが染み透るまで、
もう一度湯へ浸けます。
湯上がりに靴下を履くのもお忘れなく。
温めるのは夜眠る前より、朝一番のほうが効果的です。
夜だと眠っているうちに
冷えてしまいやすいからです。

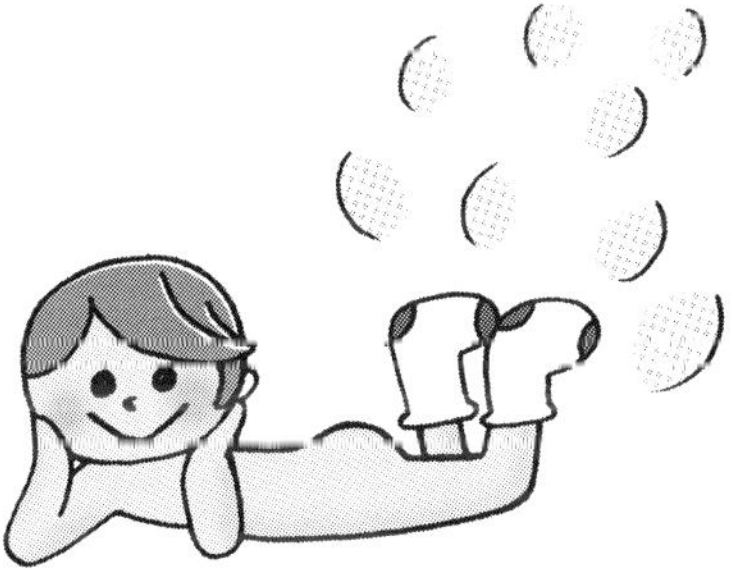

秋風邪は引くに限る!?

季節の変わり目には体調を崩しやすいもの。
気温や環境の変化にともない、
身体も適応していこうといろいろうごめき始めるからです。
そういう意味では、季節の変わり目である
この頃に風邪を引くのは、そう悪いことではありません。
むしろ秋口の風邪は
身体が次の季節への準備を始めたととらえてあげると、
夏の身体の不調は一掃されます。
軽めの風邪を早めに引いておくと、
冬に大風邪を引き込まずにすみやすい。
不思議なことに、日焼けした肌もなぜか白くなってしまったり!?
風邪を引いたからと、薬ですぐに抑え込むのではなく、
自分の身体が引き起こしている状況を信用しながら、
見守る余裕を持ちたいものです。
風邪を経過させたあとで変化した身体は、なかなかスッキリしているものです。

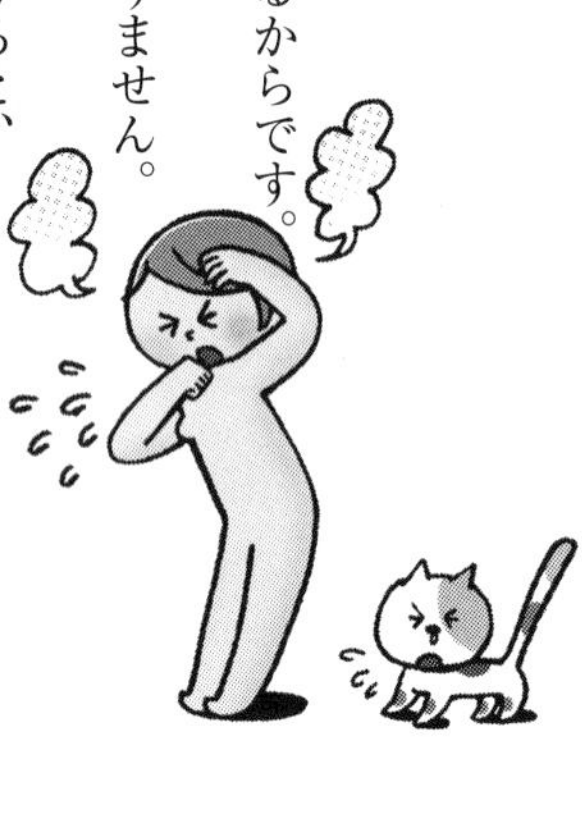

秋になると骨盤は閉まってくる

骨盤とは腰の辺りの骨格部分で、
女性にとっては出産の際に子宮を支える大切な場所です。
女性と男性では骨盤の形に違いがあります。
男性はやや狭く、三角形になっているのに対して、
女性は妊娠中に赤ちゃんを支えられるように、
平たくて全体的に丸い形をしています。

その骨盤の様相は四季の変化によって、
あるいは生理や妊娠・出産などのたびに
微かに開いたり閉じたりして、常に変動しています。
季節の変化への適応では、暑い夏場に最も開き、
寒い冬場には閉まってくる傾向を持ちます。
その中間である〝秋の身体〟では、
気温が下がっていくにつれて、
骨盤が次第に閉まっていく状態になります。

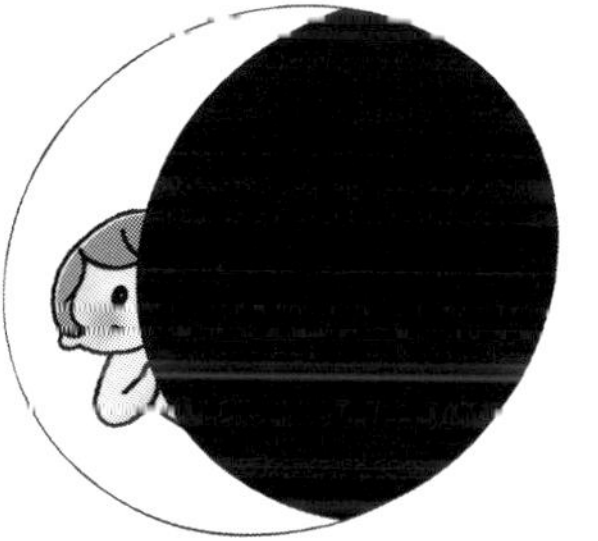

つまり秋や春は、
冬や夏に向けての変動の時期になるので、
身体の調整活動も活発になるというわけです。
身体内のうごめきが活性化してきます。
この時期に骨盤がまだ夏の状態のまま、
開きっ放しになっていると、
季節の変化に体がついていけなくなり、
さまざまな不調を起こしやすくなるのです。

さらに女性の骨盤には
季節の変動とは、また違ったリズムで、
毎月、生理による変動があります。
生理のときには開き、排卵のときには閉まります。
妊娠、出産のときにはもっと開きます。よく、
女性の生理は月のリズムと呼応すると言われますが、
自分の生理のときに月がどんな形をしているか、
チェックする習慣を持つと面白いです。

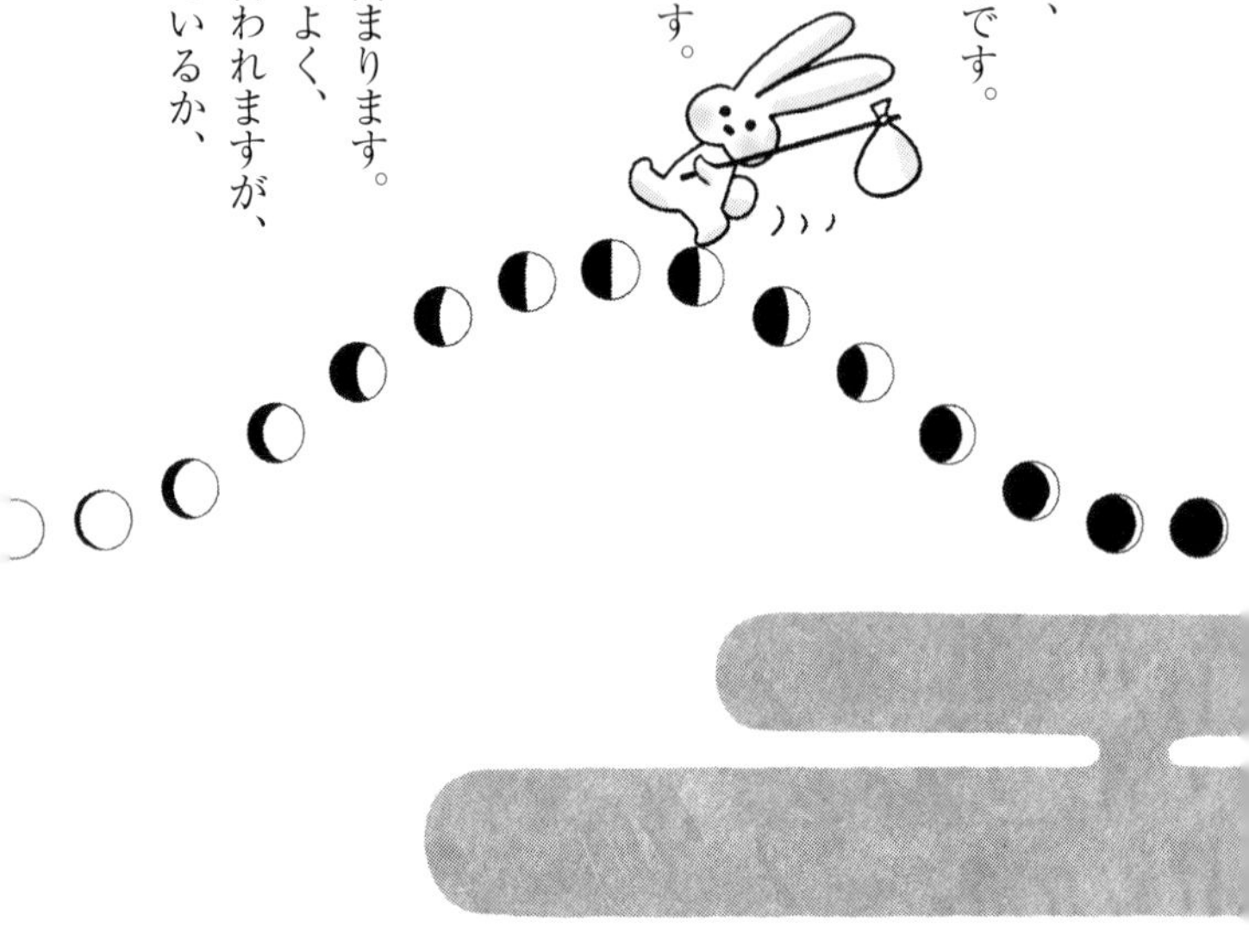

満月に生理、新月に排卵。あるいはその逆。
もしくは上弦、下弦の月のときに、
それぞれ生理排卵が訪れる、など
その人独自のリズムがあるはず。

そしてたとえ自分の生理のリズムと月の満ち欠けが
呼応する波が見つかっても、それは決して
ずっと同じリズムを保たないところが、
実はミソなのです。あるリズムが生じて、
安定したと思うと、また少しずつズレていく。
旧暦の中に「閏月《うるうづき》」があるように、
行事の日付が毎年必ずしも一定しないように。
そのズレは、仕事や周囲の状況の変化で生じることもあれば
自然環境の変化を受けてのものかも知れません。
それは私たちが絶えず周囲の環境に呼応し、
循環し、変化し続けている存在であるからです。
それが生きている、動いているという身体内の状態でもあります。

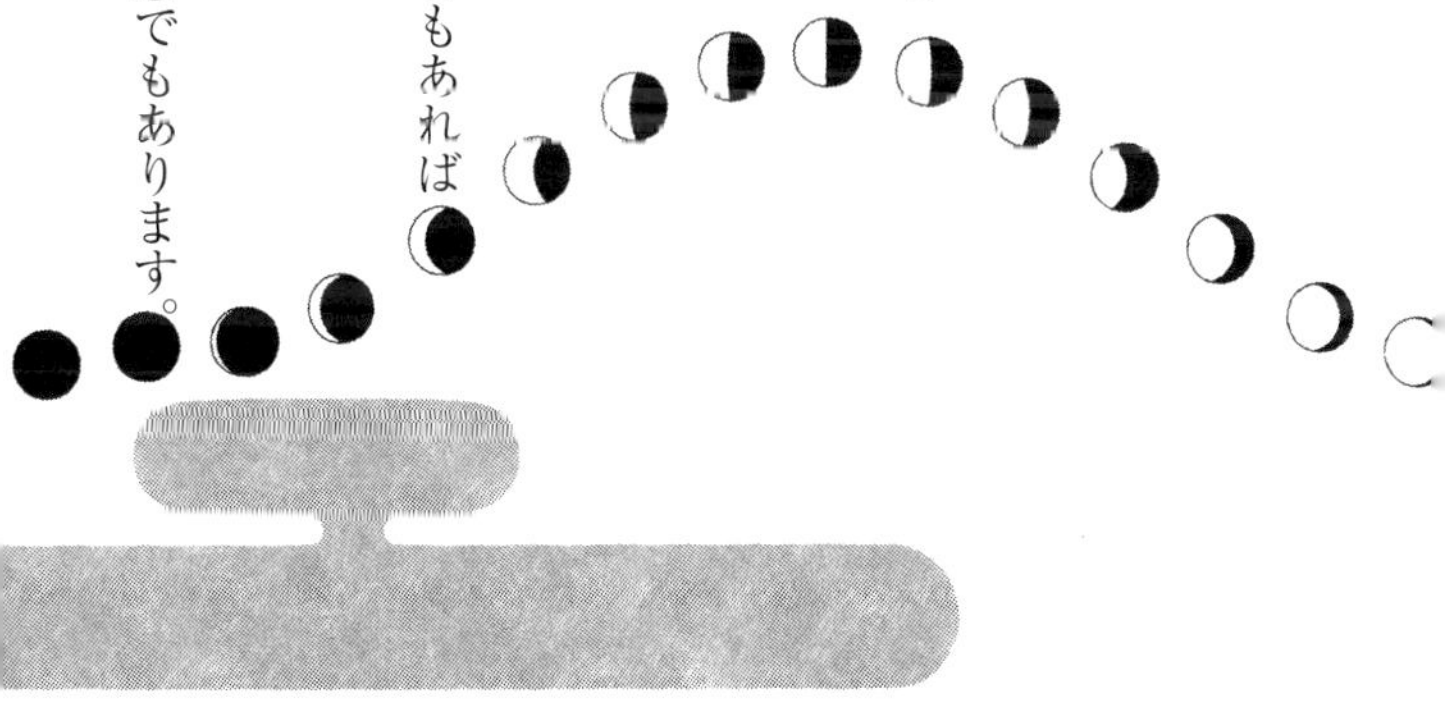

骨盤と足先の関係を把握する

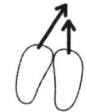

まずは真っすぐに立ってみよう

① 足をピタッとそろえているつもりでも、
左右の足の踵《かかと》とつま先がチグハグになっていたりしませんか。
足先の向きが片方だけ開いていたり、閉じていたりはしませんか。

② 右足、左足の親指、人差指の間の線を延長させると
どこまでも平行になるように足を置きます。
つま先がついたり、つかなかったり、
踵がついたり、つかなかったり、
その人の骨盤と足の状態が現われます。それは人それぞれ違います。

③ 手の親指は前の腰骨の出っ張りに
引っ掛けるようにして置いてください。
人差指、中・薬・小指はひとまとめにして
軽くお尻にかかるようにします。

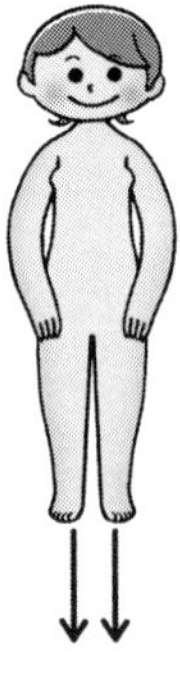

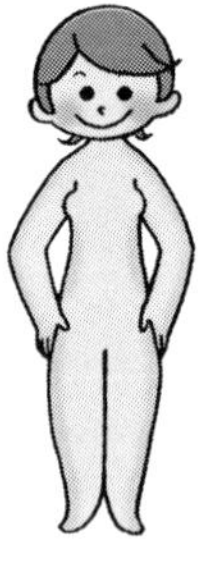

骨盤が閉じていく感じを足の向きで覚えてみよう

A　つま先をくっつけるように……

①　まず両足をそろえて立ちます。膝《ひざ》は曲げずに、手は腰で止めて。

②　左足を止めたまま、つま先同士を合わせるようにして、
右足の踵をできるだけ90度にずらします。
そのとき骨盤は、できるだけ捻らないように、
おへそを正面に向けた姿勢を取ってください。

③　右足を真っすぐに戻して今度は、左足の踵を90度ずらします。
②と③を2回ずつ繰り返します。
そのときに骨盤は、内側に向かって閉じていきます。

④　最後に両足の踵をともに90度ずらして、
つま先をくっつけます。

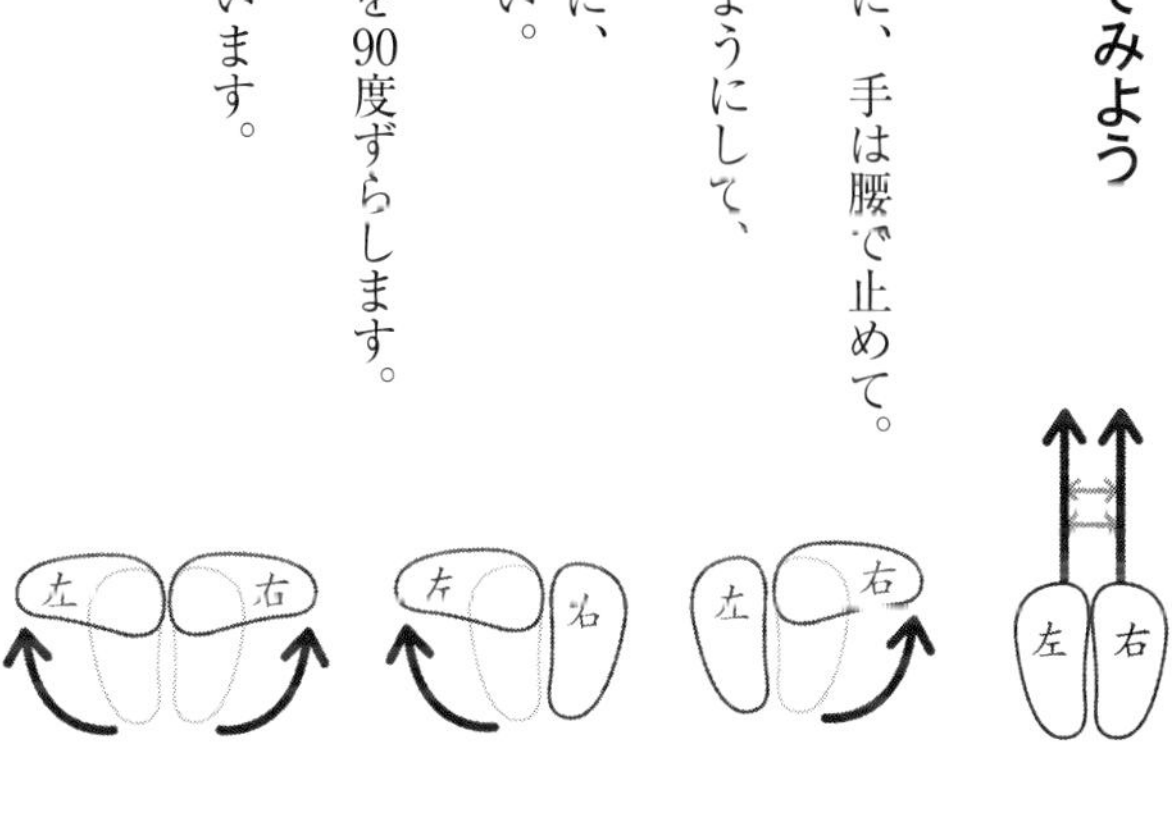

B　踵をくっつけるように……

① まず両足をそろえて立ちます。膝は曲げずに、手は腰で止めて。

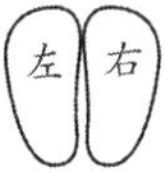

② 左足を止めたまま、踵同士を合わせるようにして、右足のつま先を90度ずらします。骨盤は、できるだけ捻らずに、おへそを正面に向けた姿勢を取ってください。

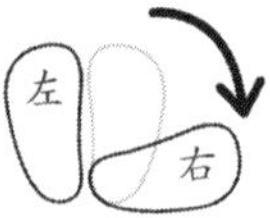

③ 右足を真っすぐに戻して今度は、左足のつま先だけ90度ずらします。②と③を2回ずつ繰り返します。

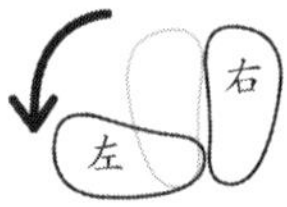

④ 最後に両足ともに90度にずらして、踵をくっつけます。そのとき足は外側に向いていますが、これもまた、つま先をくっつけたときとは違った感覚で腰の周辺がキュッと閉じてきます。

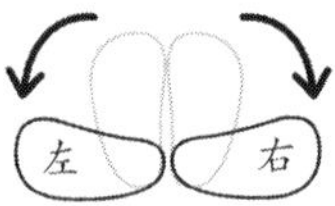

長月《ながつき》

時期：新暦の9月下旬から11月中旬ごろ
季節：晩秋

長月の名前の由来は、秋が深まり徐々に夜が長くなってくる「夜《よ》長月《ながつき》」が略されて長月と呼ばれるようになったようです。

また、秋雨《あきさめ》が降り続ける時期でもあり、「長雨《ながめ》月《つき》」が語源とする説もあります。

他には、「稲刈月《いなかりづき》」が「ねかづき」となり「ながつき」となったという説があります。また、夜が長いので途中で目が覚めてしまう「寝《ね》覚月《ざめつき》」の別名があります。

いよいよ秋も本番です。食欲の秋、芸術の秋、読書の秋、感受性が繊細になる頃です。

二十四節気の霜降《そうこう》があり、気温はますます下がり、冬の気配も感じられるようになります。

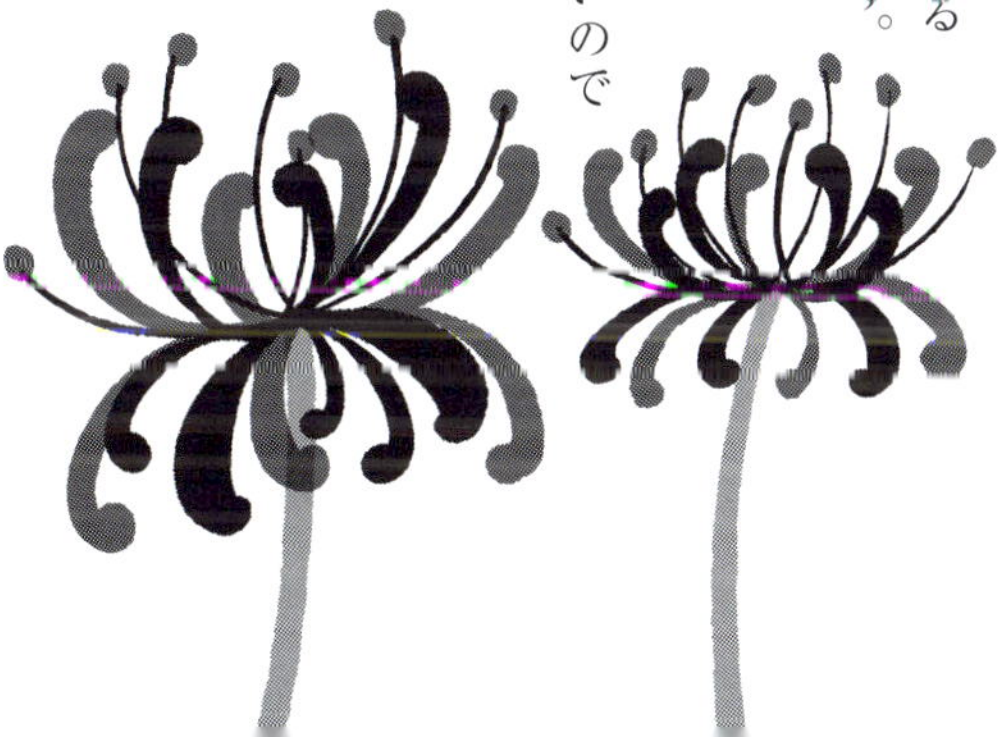

祭事や行事

●寒露《かんろ》　時期：新暦の10月8日辺り

この頃になると日中はまだまだ涼しいのですが、朝夕の冷え込みは一段と進んで、草木の葉に宿った露に触れると冷たく感じます。秋の長雨も終わり、本格的な秋の始まりです。雁などの渡り鳥が渡ってきて、菊が咲き始め、こおろぎが鳴き止みます。早いところではもう稲刈が始まりますが、多くの地方では黄金《こがね》色の稲穂が美しく実っています。秋の収穫を祝う秋祭りがあちこちで催されます。またこの頃はちょうど体育の日（新暦の10月第二月曜日）があり、運動会が開催される地域が多いようです。

●重陽《ちょうよう》　時期：9月9日（新暦の10月上旬から下旬辺り）

一年の最後の五節供は重陽の節供です。他の節供（七草・桃・端午・七夕）が現在でも盛んに祝われるのに比べて、重陽の節供は今ひとつ馴染みが薄いかもしれませんね。「重陽」と呼ぶのは、中国の重日思想では縁起のいい陽数（奇数）の極である9（陽）が、二つ重なることからきています。この日は菊の花を飾り、菊の花を浮かべた菊酒を飲むなどして、長寿を祈る風習が中国にあり、これが日本に伝わったものです。菊の花は邪気を祓《はら》い、長生きする効能があると信じられていました。また、「菊合わせ」という菊の品評会は現在でも菊人形と合わせて行なわれています。また、別名で「栗の節供」といって、栗の収穫時なので、栗ご飯を炊いてお祝いするところもあります。西日本ではおくんち（御九日）の名前で呼ばれています。

●十三夜・栗名月　時期：9月13日（新暦の10月中旬から11月上旬辺り）

前月、十五夜の〝中秋の名月〟と並んで賞されるのが、9月13日の〝十三夜月〟です。中秋の名月がもともと中国で行なわれていた行事が日本に伝来したものなのに対して、十三夜の月見は日本独特の風習です。一説には宇多法皇が九月十三夜の月を愛で「無双」と賞したことが始まりとも、醍醐天皇の時代に開かれた観月の宴が風習化したものとも言われています。前の葉月でもふれましたが、十三夜は栗や豆を神棚などに供えることから、「栗名月」とか「豆名月」と呼ばれます。それから中秋の名月の後なので、「後の月」とも呼ばれます。ちなみに十五夜と十三夜の、どちらか片方の月しか見ないのは「片見月」と言って嫌われました。十三夜の夜は晴れることが多いようで、「十三夜に曇り無し」という言葉もあります。

●霜降《そうこう》　時期：新暦の10月23日辺り

秋の深まりもここに極まり、冬の気配すら感じられる頃です。東北地方などでは、そろそろ霜が降り始めます。すっかり秋も深まり、日中でも寒さを覚えるようになってく、晩秋の〝もの哀しさ〟を肌で感じるようになります。一方で日本列島が徐々に燃えるような紅葉の色に染まっていきます。紅葉狩《もみじが》りのシーズンの到来です。この日から立冬までの間に吹く北風を〝木枯らし〟と呼びます。

●秋の土用《どよう》　時期：立冬の前の18日間

夏の土用と同じく、土用とは中国から伝わった考え方で、二十四節気の中の立春、立夏、立秋、立冬の前の18日間を指します。

骨盤閉まり感受性高まる。好きなものが少しで満ちる秋

この月の身体は……

長月は晩秋、日中は涼しく過ごしやすくなります。
早朝、朝露が見られるようになり、
朝夕の冷え込みに秋の深まりを感じます。
中旬以降は、稲穂もふくらみ、
早いところでは稲刈りが始まります。
渡り鳥や紅葉が見られる時期です。
気温が低くなり、骨盤が閉まってくると、
繊細な感受性が高まってきます。
美しい自然の中に身を置いたり、
本や映画の世界にどっぷり浸かったり、
芸術に親しんだり、と自分の感受性を磨くのには

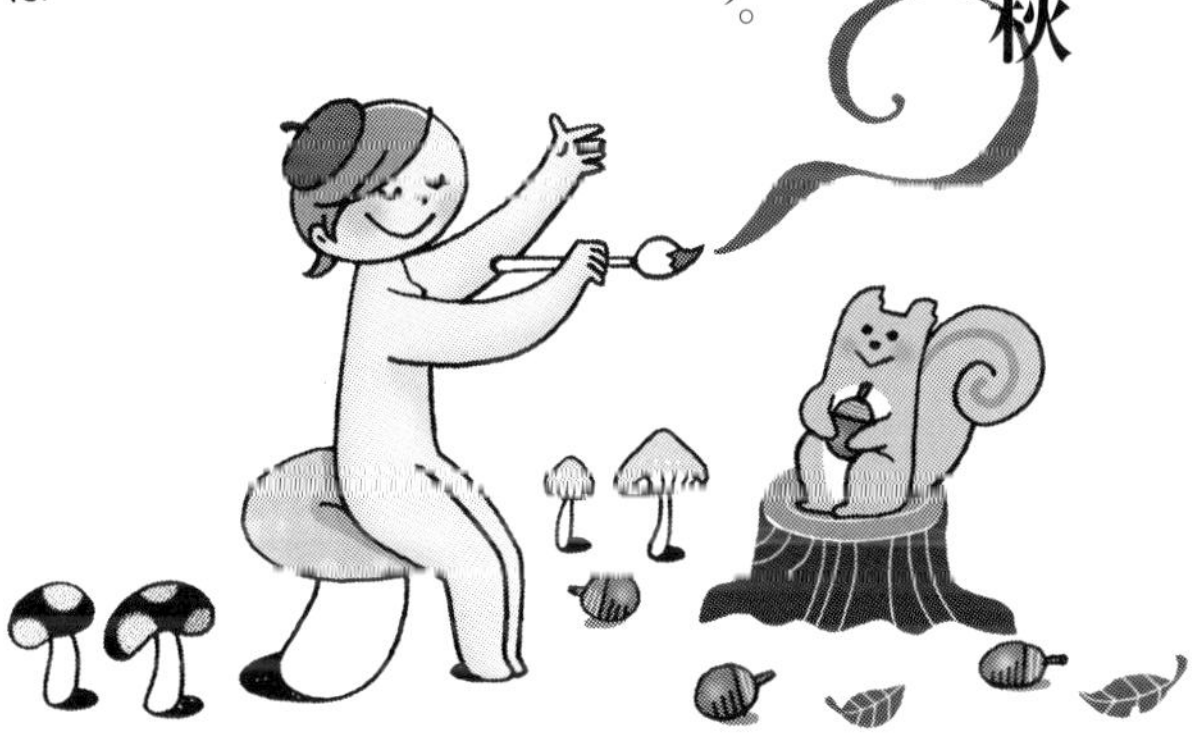

最適な季節です。
ちなみに「食欲の秋」という言葉がありますが、
骨盤が閉まってくるこの時期、
本来はたくさん食べたくならないのが、
身体の自然な反応です。
たくさん食べたくなってしまうときは、
〝冷え〟が進んでいないか、
自分の身体を点検してみましょう。

量より質で満ちる秋

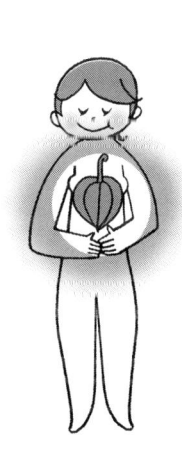

「食欲の秋」とはウソ!?

この時期、美味しいものはたくさんありますが、
秋の身体は、冬へ向けて骨盤が閉まる途中なので、
「とにかくたくさん食べたい！」という要求はしないのです。
「食欲の秋」とばかりに、たくさん食べたくなるのは、
冷えによって泌尿器に負担がかかり、
そのことから起こる胃酸過多を緩和しようとする働きのためなのです。
むしろ秋の食べ物は、木の実に象徴されるように、
栄養価の高いものが多く、
少しの量でも身体は充分に満ちていきます。
そして本当に身体が望むものを食べたときには、
おなかが「満ちる」感じがしてくるものです。
それは、「もうこれ以上食べたら吐きそう」という満腹感とは違うものです。

心を満たすものとは

おなかが満ちたときには、
「ああ、美味しかった！」と、
精神的な充足感がともなうものです。
そんなときには、
使ってある素材はもちろんのこと、
食事をする空間のインテリアであったり、
席をともにする人、
その人との食事中の語らいであったり、
それらトータルでの味わいが
〝心を満たすひととき〟としてやってきます。
思うに、私たちは〝食べる〟という行為の中に、
作り手の気配りとか、
手間暇をかけた料理に込められた愛情など、
食べ物に付随した「気」そのものを
どこかでキャッチしながら味わっているのでしょう。

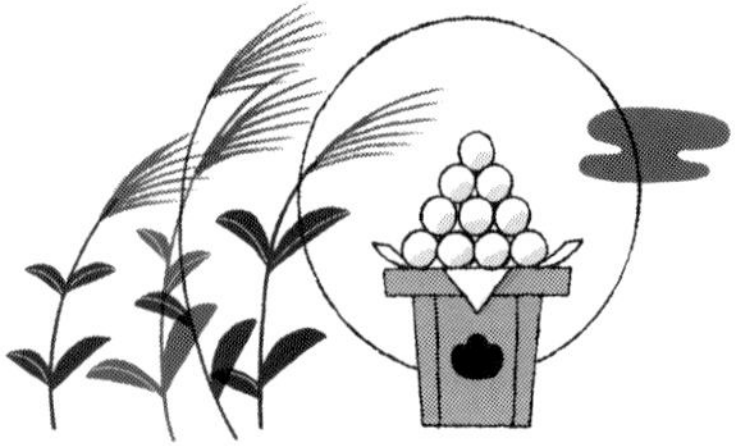

逆に、人工的で添加物の多いもの、機械的なものは、
ついつい食べすぎてしまいがちです。
気持ちが満たされないと量でカバーしてしまう、
満足感を量で埋め合わせしてしまうこともあるのでは……。

食事の前にやってみよう！「食べすぎしない」体操

そこで、「食べすぎないための」体操をひとつ。
この体操は、冷えによって
捻《ねじ》れ気味になった身体を整える効果もあります。
背骨も真っすぐギューッと
伸ばすようにすると骨盤が閉まり、
おなかのスペースが
左右平らかに広がり出すのが、
なんとも気持ちいいですよ。

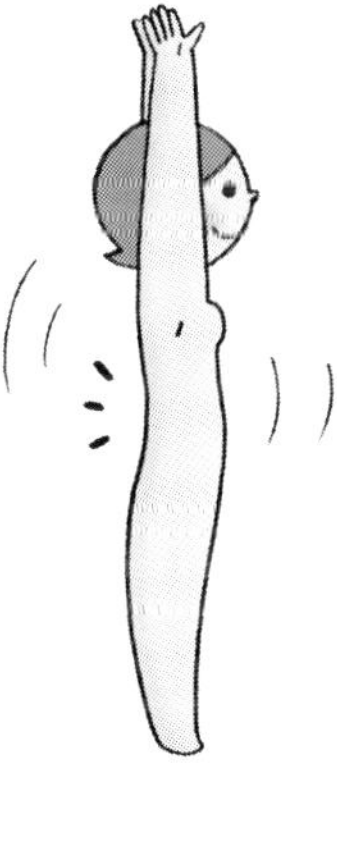

つい食べすぎてしまうという人は、
この体操を、食事の前にやってみることをおすすめします。
それから、「つい食べすぎてしまった！」というときも、
もちろんやってみてください。
秋以降の寒さでだんだんと
捻れてきた身体を整えるためにも有効です。

① 正座になります。この姿勢のまま仰向けになります。

② 仰向けになるとき、首や頭に余分な緊張をかけないよう、
丁寧に片肘《ひじ》ずつ床についていきます。
仰向けになるときに、おなかや腰の周りの緊張を
できるだけ抜きましょう。

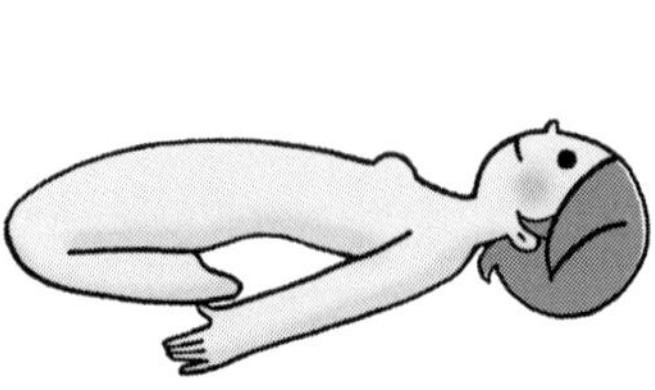

③
指を組んで、手のひらを上に向けながら
肘を真っすぐに伸ばし
息を吐きながら伸びをしましょう。
さらに膝《ひざ》を内側に寄せ合わせようとすると、
上にも下にも身体の真ん中の背筋が
真っすぐに伸びている感覚が楽しめます。

④
息を吐き切ったら、脱力します。
このときに新鮮な空気が
スッとおなかに入ってきますよ。

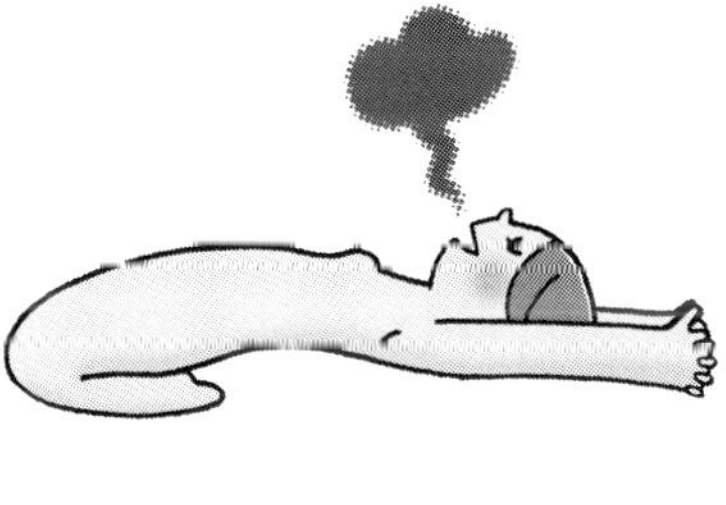

正座から仰向けになるのがキツい人のための「奥の手」

① まず仰向けになってから……。
② そのままの姿勢で、膝を曲げ、両足ともに腿《もも》の下へ挟み込みます。
寝たあとに正座の足を組むわけですが、くれぐれも無理をなさらぬよう……。

体操をして素直になった自分のおなかに、
今いちばん食べたいものを尋ねてみてください。
カロリーとか、決まった食事時間のことはさておき、
本当に自分の身体が食べたいものは何だろう？
食べたくなければ、おなかが空くまで待ってみることは
できますか。飽食の時代にあって、自分の身体の本当の声に
耳を傾けることは、
最もぜいたくで難しいことになっています。

感受性が繊細になる秋は、本当に食べたいものと出会うのにも
適した季節といえるでしょう。

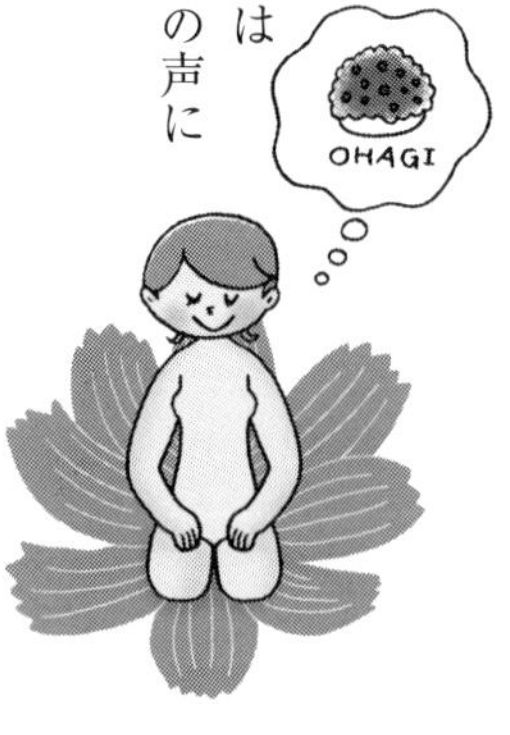

股関節を回す（自分の股関節の可動範囲を知る）

① 太腿の付け根の部分、股関節を回転させましょう。
これは二人組でやるとやりやすい。一人が仰向けに寝て、
パートナーは左右どちらの足から回してほしいか訊きます。
内回転、外回転のどちらに回すかも決めます。足の踵《かかと》を持ち、
膝はできるだけ曲げずに踵を多少引き気味にします。
股関節とつながった一本の棒のようになった足をそのまま持ち上げます。
踵は絶対に落とさないように注意してくださいね。

② 足首を持って、床すれすれを腰の辺りまで水平に移動させます。
そこから垂直に足を立てて、逆側に倒します。
元の位置まで戻って一周が完了です。

③ もう片方の足は、回している足に引きずられないように
しっかり止めておくこと。内回転、外回転をそれぞれ2～3回ずつ、
どちらの回転のほうが足を回しやすいかを確認しながら、二人で交代して、
片足ずつ時間をおいて回してみましょう。両足で行なってみます。

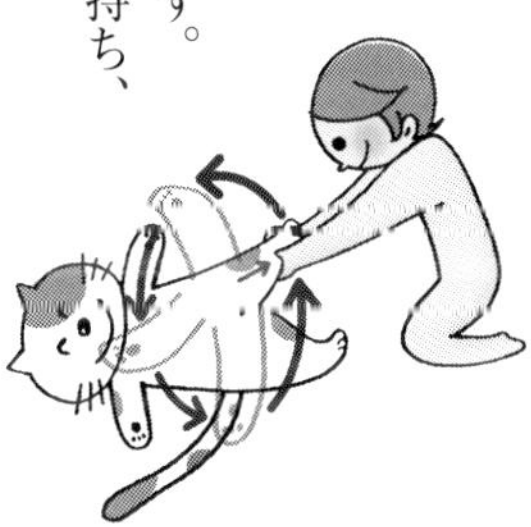

股関節という骨の動きにともなう可動範囲は実際かなり広く、真横に真上へと、かなり大きな円を描くことができます。この時期は骨盤が閉まる時期ですから、内回り外回りと、それぞれの足にやりやすい方向、やりづらい方向があるでしょう。骨盤が閉まるときにはどちらかというと、内回転のほうがしやすくなっています。

まずはいつもの身体のクセで、他の関節や腰を使って逃げてしまうところを見つけましょう。そこに気付き、ゆっくりと自分の身体の可動範囲に沿って動き出すまで待てるようになると、自然にゆっくりとまるで〝溶け出すように〟動き出します。回し終わったときに、やっていないほうの足との長さの違いを比べてみてください。重さの違いはどうですか。回したほうの足が思いがけず軽くなっているといいですね。

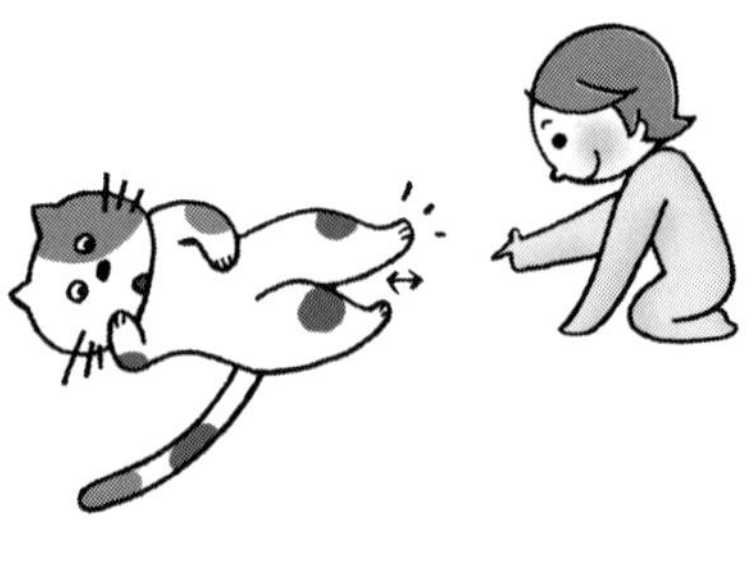

神無月《かんなづき》

時期：新暦の10月下旬から12月中旬ごろ
季節：初冬

神無月の語源は、神様を祭る月であることから、「神の月」という意味で、呼ばれるようになったようです。この場合、神無月の「無」は、「の」を意味する格助詞「な」です。

また、この月には全国の神々が出雲大社に集まり、出雲以外の国には神がいなくなることから「神無月」になったとする説も有力です。

神様が集まる出雲国（現在の島根県）では「神有月《かみありづき》・神在月」と呼ばれています。

今月は立冬があり、季節はいよいよ冬となります。気が付けば日暮れの時間も随分と早くなって、なんとなくしみじみとした気持ちになったりもします。

外を歩くと道路脇の銀杏並木は色づき、落葉が降り積もり、色鮮やかな黄色い絨毯のようです。

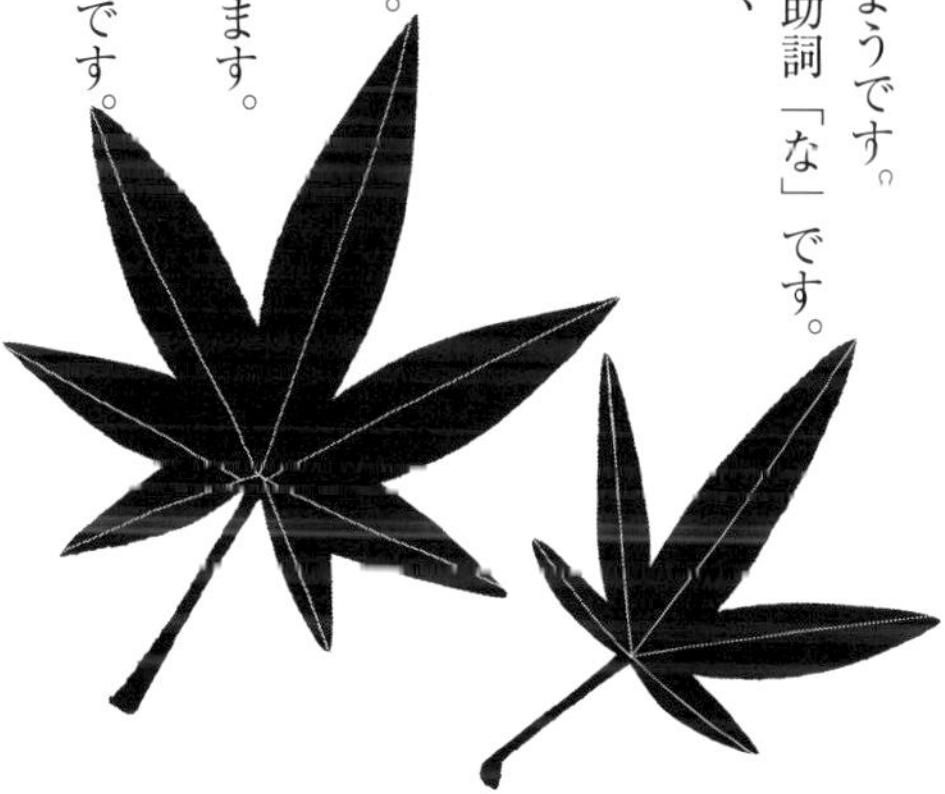

祭事や行事

●衣替《ころもが》え（衣更え、更衣とも表記）　時期：10月1日（新暦の10月下旬から11月中旬辺り）

卯月の衣替えと同様、平安時代に中国から入ってきた風習です。旧暦の4月1日と10月1日に夏服と冬服を着替えるようにと定められました。神無月から季節は冬になるので、夏服から冬服へと衣替えします。

●立冬《りっとう》　時期：新暦の11月7日辺り

立冬とは「冬立つ日」、冬の始まりを意味します。この日から立春までが暦の上での冬です。冬とはいっても地球温暖化のせいか、気候的にはまだ冬にはひと息といった感じですが、陽の光は一段と弱くなり、日暮れは早くなります。「秋の日はつるべ落し」という言葉がしみじみと感じられます。木枯らし一号が吹き始めるのもこの頃です。

●小雪《しょうせつ》　時期：新暦の11月22日辺り

小雪とは、「冬とは言え、雪はそう多くない」という意味です。この時期、たしかに市街で雪が降ることは「そう多くない」どころか、ほとんどありません。北陸の山頂などに、初冠雪の報せがそろそろ聞かれる頃です。とはいえ、外は冷たい木枯らしが吹き、充分に寒く冬の到来を目前に感じさせられます。西日本ではみかんが色づき、収穫をする時期に入ります。

●誓文払《せいもんばらい》・えびす講　時期：10月20日（新暦の11月中旬から12月上旬辺り）

誓文払は、日頃、商売上やむをえず嘘をついて商売をする商人たちが年に一度、この日に限り品物を安売りし、神仏に謝罪したのが始まりとされています。現在でも〝誓文払〟と銘うってバーゲンを行なうところがあります。誓文払と関係深い行事にえびす講があります。商家で商売繁盛を祝福してえびす様を祭りました。えびす様は、神様が神無月に出雲に出かける時期に、留守を預かる留守神の一人です。

伸びやかな軽さを楽しみ、冬に備えて水分補給

この月の身体は……

神無月は初冬。立冬以降は冬と言われますが、
初旬の頃の日中はまだ暖かく、秋の印象が色濃く残ります。
それでも日暮れの時間がだんだんと早くなるにつれて
気温も下がり、いよいよ冬らしくなってきます。
秋以降、閉まり始める骨盤はさらに閉まってきます。
身体のエネルギーは、背骨を中心に
上へ上へと昇っていく傾向へ。
スゥーと伸び上がる動作が軽やかになってきます。
神経系統が活性化してきますので、
細やかな感受性が働きやすくなるだけでなく、
頭もどんどん使える状態になってきます。
仕事や勉強に集中しやすい時期です。

ただし、足腰やおなかをおろそかにせず、
しっかり使って、下半身を安定させておきましょう。

この時期からの水分補給もお忘れなく。
積極的に汁物を食卓に。
うどんやラーメン、リゾットなど、
温かいスープとともに食べられるものが
とても美味しくなってきます。
木枯らしが吹き始めたら、
生水をしっかり飲むように心掛けます。
身体にチビチビ染み込ませるように、
たっぷり摂ると効果的です。

そして、冬のごちそうは「甘み」。
クリスマスケーキが街に出回るのも
もうすぐです。

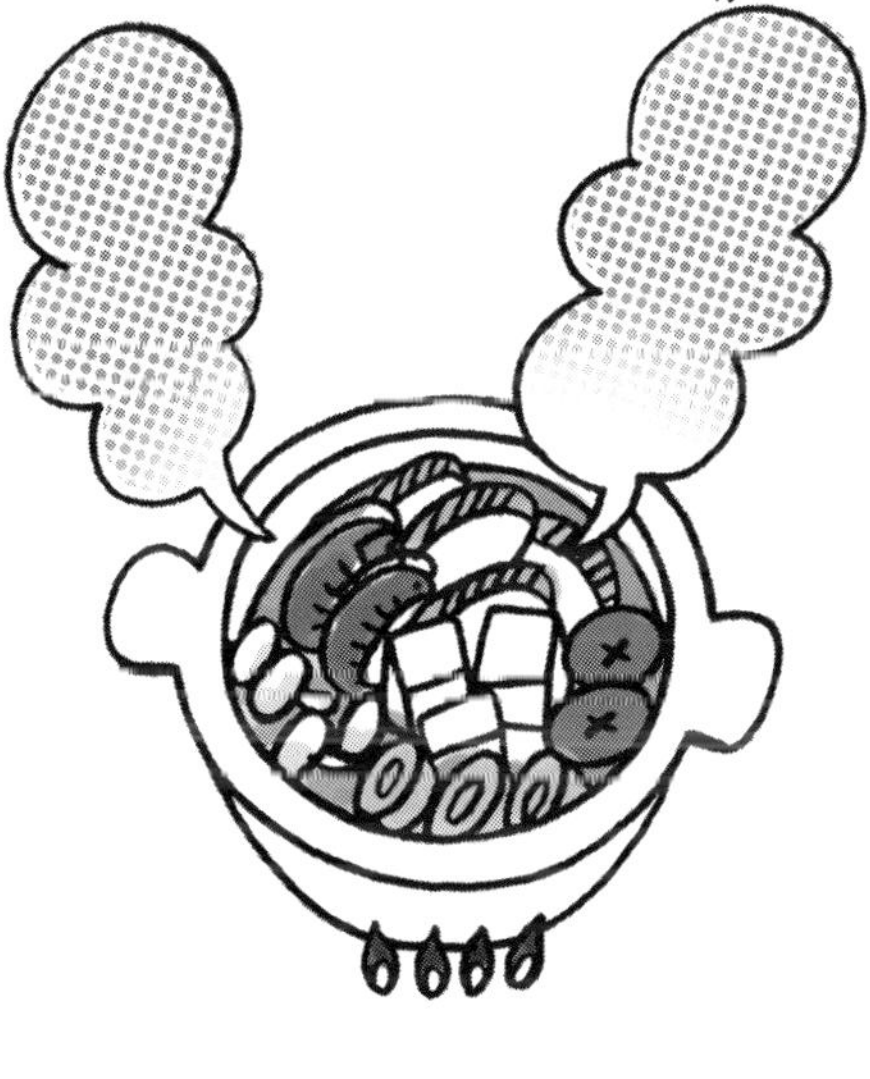

吸う息で動作を軽く

つい「ドッコラショ」と言ってしまう……

秋が深まるにつれ電車の中などで、
よく見かけられる光景ですが……。
席に腰掛けるとき、立ち上がるときに
思わず「ヨイショ」とか「ドッコラショ」などと、
声を出していませんか。
座るとすかさず足を組む人も中にはいます。
自分の足の上で、もう一方の足首や膝《ひざ》、
股関節をつかの間、休ませているようで、
ツルやフラミンゴの休息と
あまり変わりがない姿勢かも。
この時期は、泌尿器の負担などが大きくなり、
身体は頑張りどきです。

頑張ろうとするとき、あるいはケンカのときなど、
私たちは思わず身体を斜めにして身構えますが、
頑張るときに〝捻《ねじ》れる〟のは身体自身の持つ、
ひとつの特性でもあります。
秋口からの冷えの影響を身体が受けてくると、
下半身を中心に、身体には〝捻れ〟が
現われやすくなるのです。
日常の「いすに腰掛ける」という
何気ない動作の中にも、
その人が無意識に抱えている身体の状態は
現われてきます。
いすに座るとき、
無意識に足を組んでいないかどうか、
そして、立ち上がるときには
どのような気持ちでその動作をしているのか、
観察してみませんか。

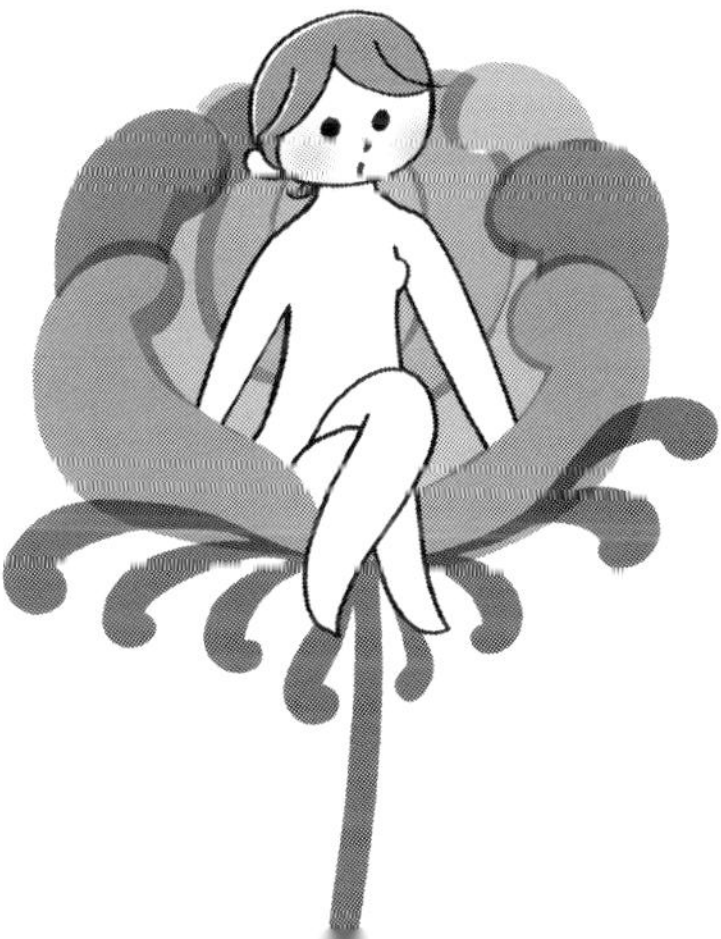

座るとき、立つときにどんな違いがあるでしょう?

声は息とともに、動作の際に
思わず口をついて出てしまいますが、
同じかけ声でも座るとき、
立つときではどんな違いがあるでしょうか。

つぶやき声と動作と息の関係

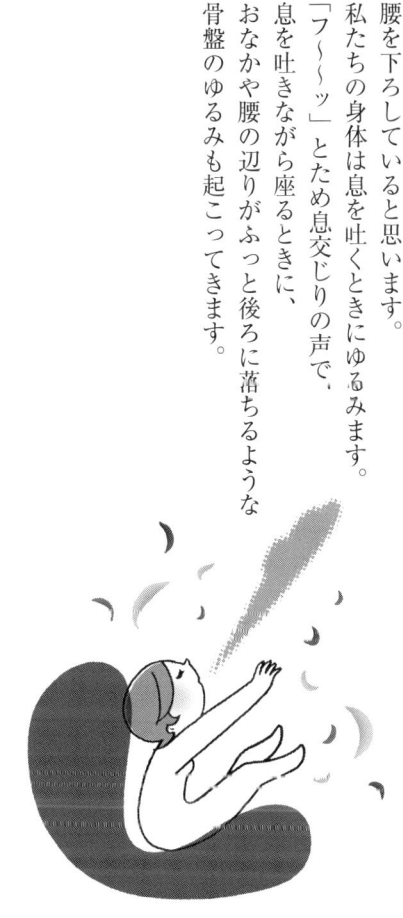

通常、私たちがいすに腰掛けるとき、呼吸はどうなっているでしょうか？吸うか？　吐くのか？
おそらく多くの人が吐く息に合わせて腰を下ろしていると思います。
私たちの身体は息を吐くときにゆるみます。「フ〜〜ッ」とため息交じりの声で、息を吐きながら座るときに、おなかや腰の辺りがふっと後ろに落ちるような骨盤のゆるみも起こってきます。

軽やかに立ち上がるには？

いすから立ち上がるときは、息はどうなっているでしょう？
無意識に吸う息で立ち上がっている場合が多いのではありませんか。
息を吸うとき、骨盤はかすかに前へ入ります。
ほんの少し腰が立つ、腰が起きてくるともいえる
この状態のときは、上にスウーッと伸びる感覚を
ともないます。この感覚に乗れば、身体はとても
軽く立ち上がれます。

さて、「ヨイショ」とか「ドッコラショ」と一言、
フッとつぶやいているとき、呼吸はどうなっているでしょう。
息を吐いてゆるんでいくのです。
座るときにはそのほうがゆったりとした気分になれて
いいかもしれません。でも立つときには？
「ドッコラショ」と息を吐きながら立ち上がろうとすると、
かえって身体が重たく感じませんか。

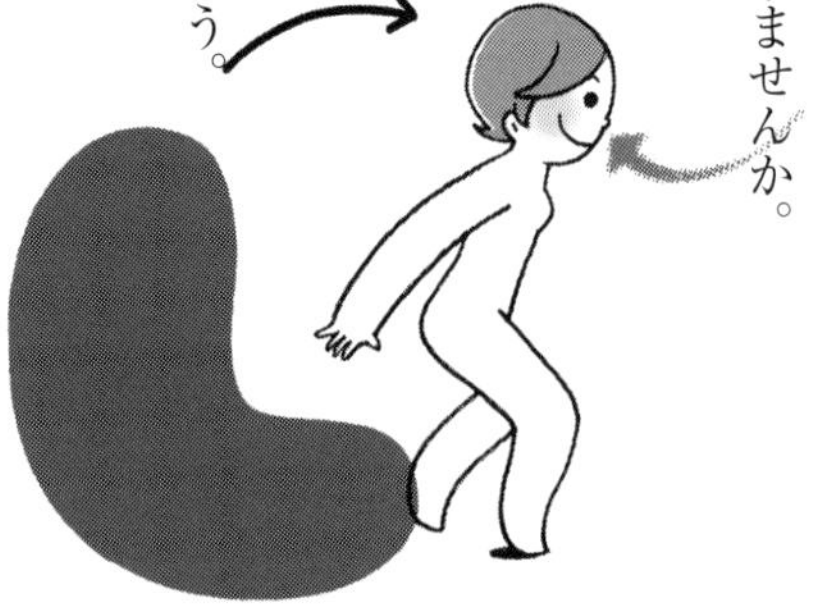

ついいつもの口癖で、わざわざ身体を重たく使っていませんか。

反対に、〝吸う息〟で立っていく自分を確認してみましょう。

最初に「スウーッ」と、声に出して息を吸いながら立ち上がろうとすると、わかりやすいです。

慣れてきたら吸う息を心の声で「スッ」とつぶやいてみます。

そうすると骨盤の前への動きと同調して、より軽やかに立ち上がることができます。

何気なく発している口癖ひとつで、自分の身体を無意識のうちに重くしたり、軽くしている私たち。

ならば、意識的に呼吸に添ってその言葉を使うことで、軽やかな動作、その場に相応しい動作を私たちは行なうことができるようになります。


さらにもうひとつ。

座るときには吸う息や「スッ」というつぶやきを意識的に使ってみませんか。背骨の伸びた美しい姿勢で腰掛けられます。ぜひ、お試しを！

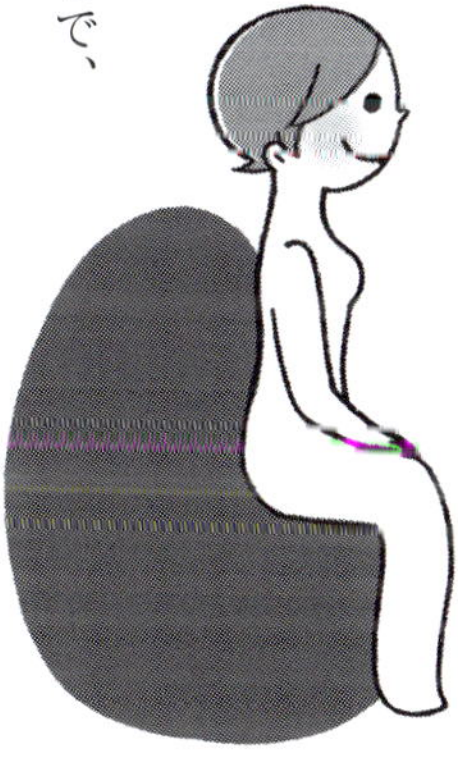

冬の乾燥対策

水分補給もお忘れなく

寒くなってくるとなんとなく「冷えるのでは」
と思い、だんだんと水分をとらなくなりがちですが、
冬に向けての時期から水分補給は大切になってきます。
冬は寒さだけでなく、乾燥の季節でもあるからです。
体内の水分が少なくなってくると、
血液中の水分の量が減るので血が「濃く」なってきます。
濃くなってドロドロした血液は
血管の中を流れにくくなります。
血管の細い場所、たとえば脳の血管内で
そのドロドロ血が詰まったりすると、
命にかかわる事態になります。
体内の水分量を調節している腎臓にも負担がかかっています。

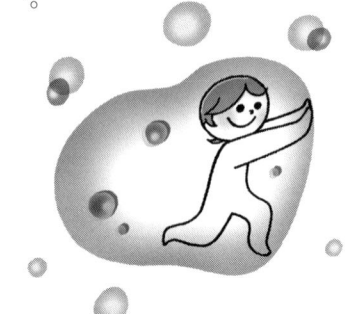

まずは温かい汁物で

寒くなってくると温かいうどんやラーメンをおいしいと感じますが、まずは「温かい汁物」で水分補給をしましょう。夏の汗で損なわれた塩分の補給にもなります。味噌汁、スープ、シチュー、おでん、すき焼き……。忘年会シーズンになると鍋物、雑炊も定番ですね。身体も温まり、水分も補給でき、本当に「おいしい」と感じられるものって身体からの要求でもあるのです。

生水もチビチビと

そして立冬を過ぎた辺りからは、〝生水〟も積極的にとりましょう！コーヒーやお酒ではダメです。かえって肝臓に負担をかけます。生水、できればそれも冷たい水をチビチビと飲むと、身体によく浸透して、より効果的です。ガブガブと一度に飲むと、おしっこになってすぐに出てしまいます。オススメはお風呂のお湯の中や湯上りにグラスに氷水を入れて、氷を舐めながらチビチビと飲むという方法です。水分がゆっくりと細胞に染みていくようなペースで。身体の中から潤っていたいものです。

霜月《しもつき》

時期：新暦の11月下旬から1月中旬ごろ
季節：仲冬

霜月の名前の由来は、
文字通り霜が降るようになる月であるところから、
「霜降月《しもふりづき》」が短くなって「霜月」と呼ばれたというのが定説です。
他には、農作物の収穫時であり、
食べ物が豊かにあることから
「食物月《おしものづき》」の略であるとか、
「凋《しぼ》む月《つき》」「末《すえ》つ月《つき》」が
訛ったとされる説があります。
また、神無月（10月）に留守にしていた神様が、
出雲の国から帰ってくるので、
「神楽月《かぐらづき》」という別名もあります。
この頃になると、木々はすっかり色づき、
気温は一段と寒くなり、
いかにも冬らしくなってきます。

二十四節気の「冬至」があり、
太陽の昇る時間帯が、
一年で最も短くなります。
そこからか、「万物の力が衰える」時期と
考えられ、
間もなく訪れる厳寒の冬を越すための行事として、
「霜月祭り」という祭事が
現在でも各地で行なわれています。
最近では冬至の日に電灯を消して
静かに過ごす
「キャンドルナイト」というイベントが
行なわれるようになりました。

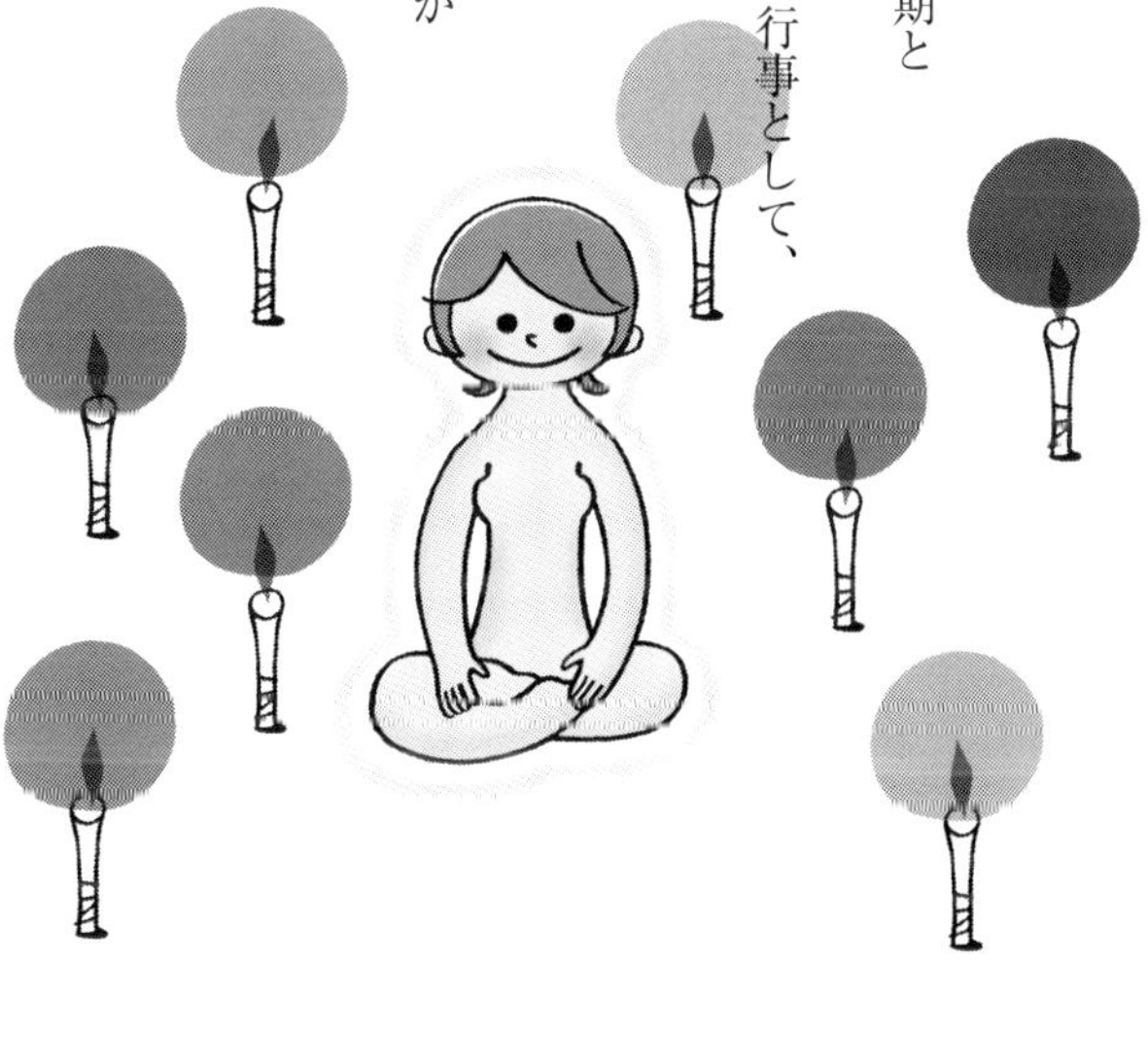

祭事や行事

●大雪《たいせつ》　時期：新暦の12月7日辺り
北風が強くなり、山々は雪の衣を纏《まと》って冬の姿となる頃。この時期になると、日差しはさらに短くなり、寒気も盛んとなり、日本海側では雪が積もり始めます。そろそろスキー場をオープンするところも出てきます。関東や九州でも初氷が見られるのはこの時期です。紅葉もすっかり終わり、雪によって山が白色に染まる頃。静かな冬の到来です。

●七五三《しちごさん》　時期：11月15日（新暦の12月上旬から下旬辺り）
七五三は男の子は3歳と5歳、女の子は3歳と7歳（いずれも数え年）に子どもの無事な成長を喜び、これからの成長を願い、晴れ着を着て寺社参りをし、千歳飴《ちとせあめ》を買って帰る風習です。3歳は髪を伸ばし始めるので「髪置《かみおき》」、5歳は男の子が袴を付け始めるので「袴着《はかまぎ》」、7歳は女の子が帯を締め始めるので「帯解（おびとき、またはおびとけ）」と言われます。
○3歳（男・女）「髪置」
それまで剃っていた髪の毛を伸ばし、髷《まげ》（唐子まげ）を結う儀式。乳児の髪を剃ると次には黒々とした丈夫な髪が生えるといわれ、その髪を伸ばし、おかっぱ頭に結い揃え、男女に姿を分ける儀式。
○5歳（男）「袴着」

男児が初めて袴をはく儀式です。袴は公の場で身に付ける衣服なので、男性が社会の一員となる意味があります。

○7歳（女）「帯解」

女児がそれまでの付け紐のついた幼児用の着物から、サイズの大きい着物に替えて初めて帯を結ぶ儀式です。女性として認められる意味があります。

現在では新暦の11月15日に行なわれますが、もともとは旧暦の日付で行なわれていたので、冬の最中の行事でした。霜が降りるほどの寒い季節にお参りできるということは、今よりずっと乳幼児の死亡率が高かった昔は、健康に成長した何よりの証拠といえ、そのことへの感謝の気持ちを神様に捧げる行事でした。「7歳までは神の子」といわれ、それまでの7年間は霊界から人間界に入ってくる過程と考えられていました。7歳まで育たなかった子は霊界に戻ったとして、本葬儀を行なわなかったほどです。

●千歳飴

七五三の際に食べる飴。子どもの年齢と同じ本数を食べます。飴は引っ張ると伸びることから、寿命が延びるという意味の縁起物です。

●冬至《とうじ》　時期：新暦の12月22日辺り

北半球では太陽の高さが一年中で最も低くなり、そのため一年中で最も昼の短い日になります。昔の中国では長い棒を地上に立てて影を計り、影の最も長くなる日を冬至として観測しました。したがって暦は冬至を基準として始められました。昼がいちばん短いということは、夜が最も長いということでもあります。昔の人々は夜を生命の終わる時期だと考えていたので、厄を払うために太陽と同じ黄色をしたかぼちゃを食べたり柚子湯《ゆずゆ》に浸かったり、無病息災を願う風習が現在でも続いています。

●酉《とり》の市《いち》　時期：11月の酉の日（新暦の11月下旬から1月上旬辺り）

酉の市は11月の酉の日に開かれるお祭りとして、江戸時代から現在まで受け継がれています。縁起物として熊手を買って神棚に飾り、商売繁盛や開運を祈ります。「酉の日」とは中国から伝わった十干十二支《じっかんじゅうにし》の考え方を日付に当てはめたもので、酉の日は12日ごとに巡ってきます。最初に巡ってくる日を「一の酉」とか「初酉」と言い、2回目を「二の酉」、3回目を「三の酉」と呼んで深夜0時から丸一日かけて酉の市が開かれます。現在では新暦の11月の酉の日に行なわれています。

●遠山の霜月祭《しもつきまつ》り　時期：新暦の12月1日から23日辺り

冬至のある霜月は、太陽の昇る時間が最も短く、生命力の少ない月と昔の人は考えました。そこで、舞や禊《みそぎ》を奉納して、健康を祈願する霜月祭りが旧暦の11月に各地で行なわれていました。現在では国の重要無形民俗文化財に指定された、南信州の「遠山郷」という地区で行なわれる、遠山の霜月祭りが有名で、平安時代から同じ形式で行なわれています。煮えたぎるかまどの周りでさまざまな儀式が繰り広げられる「湯立て神楽《かぐら》」は、スタジオジブリのアニメ「千と千尋の神隠し」のアイデアの元になったそうです。

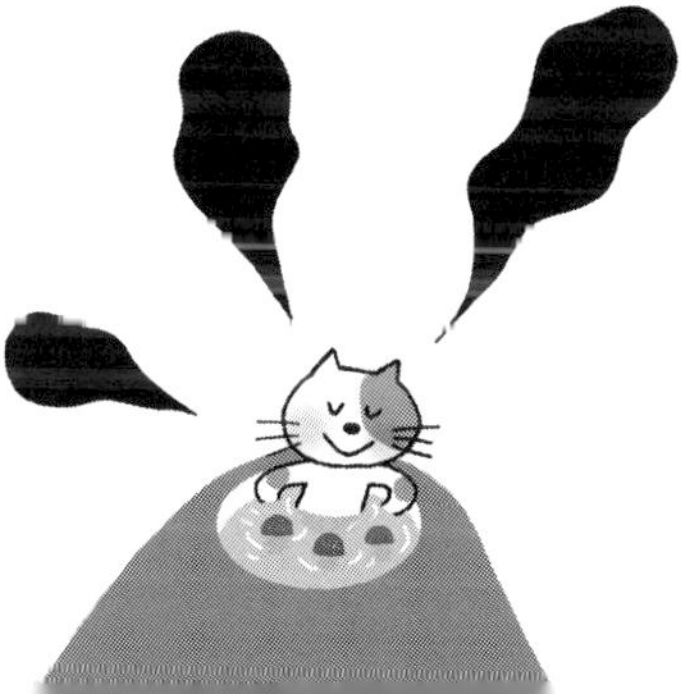

目、指、頭、神経系統の緊張はこまめにケア

この月の身体は……

霜月は仲冬、
北陸の山のほうでは雪が積もり始め、
スキー場もそろそろオープンします。
一年で最も昼の時間が短く、
夜の長い〝冬至〟が訪れます。
日照時間がどんどん短くなるにつれ、
空気は乾燥してきます。
洗濯物の乾くのが早いこと！
空気が乾燥してくるので、
目が疲れやすくなってきます。
冬は前から吹いてくる風にご用心です。

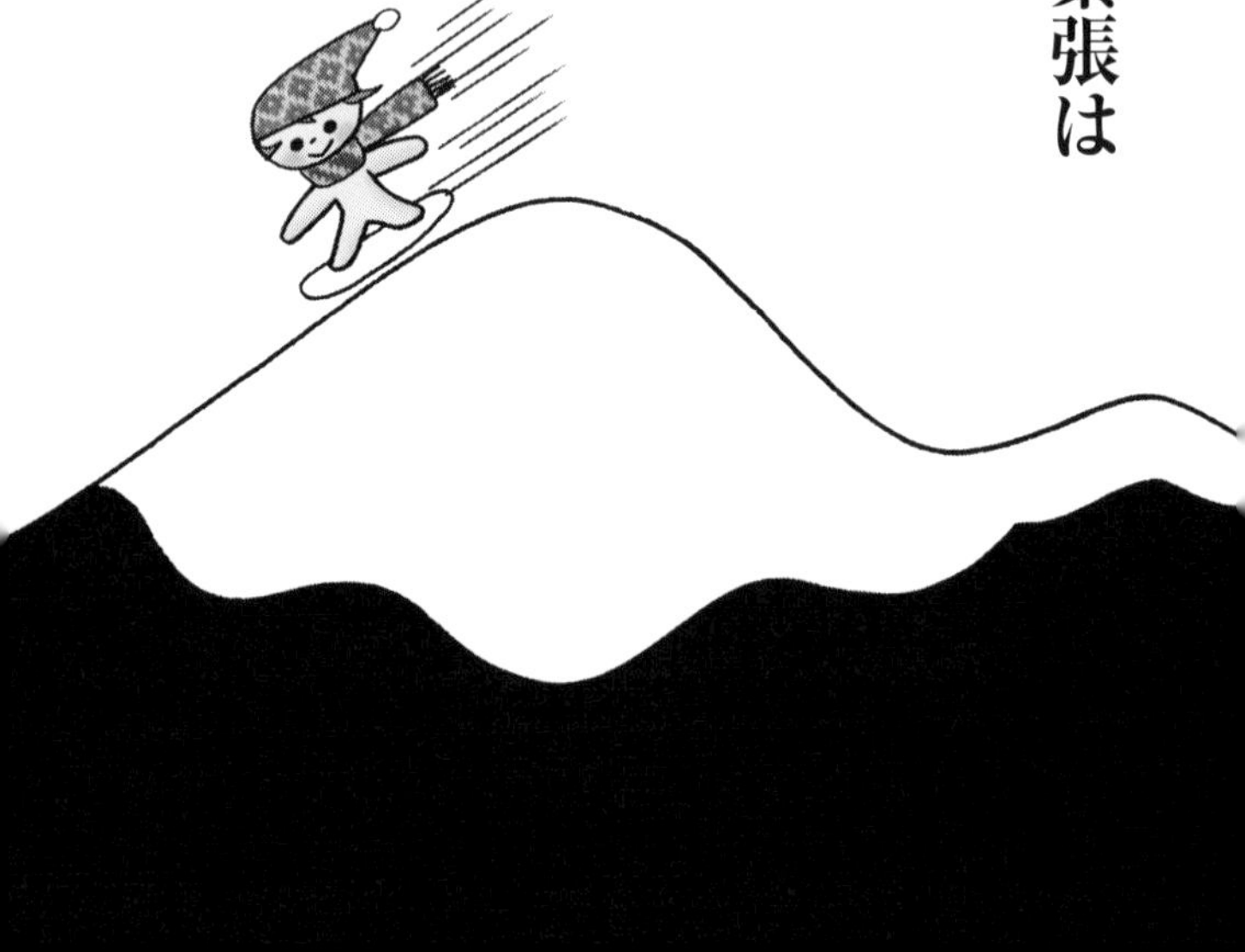

冷たい木枯らしはタートルネックやマフラー、
帽子などを活用して喉《のど》や胸に
直接当てないようにしましょう。
寒さのあまり身はすくみ、
身体も縮こまりがちですが、
外側はギュッと固まっていても、
身体の中はスムーズな流れを
維持したいものです。
すぐに肩が凝ったり、ギックリ腰になったり……、
といったトラブルを避けるために、
この時期は、意識しておなかを使うことを
おすすめします。

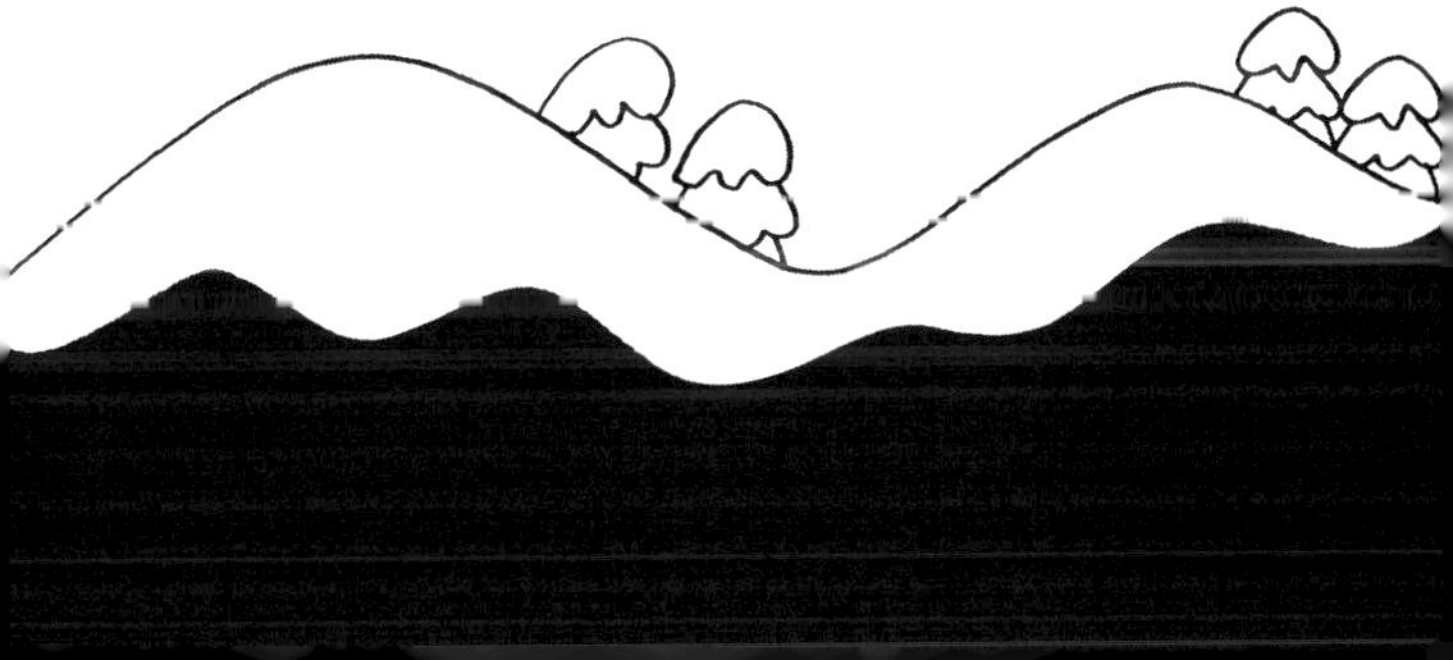

いつものクセに慣れないで

思わず「寒いッ！」と肩をすくめがちな冬の身体は、
特に上半身がこわばりやすくなっています。
こわばる、固まるというのは、
思わずキュッと力が入ってしまう、そんな感じ……。

たとえば、立ったまま肩関節より上に肘《ひじ》を高く上げてみる。
それだけで首と肩のつけ根部分に
何かがギュッと凝縮してくる感じがします。
人によっては〝詰まる感じ〟とも〝重い感じ〟とも受け止めるでしょう。

その感覚が心地よくないのなら、
まずはその感覚に慣れてしまわないようにしましょう。
それが「何か変だな、嫌だな」と気づくこと。
そして、できるだけそういう感覚が生じないよう、
工夫してみるのはいかがでしょうか。

冬はつとめて、おなかを使ってみる

「無意識の動作で身体をかばう」

私たちの身体は思いのほか賢くて、四季折々に合わせ、負担をかけないよう、無意識に動作してくれている場合が随分あります。

身体の持ち主のほうがそういう変化に無関心。頭で判断したいつものクセや習慣を惰性のまま年中続けるようなことをしょっちゅうやっています。

ところが、自分のことはよくわかっていなくても、人の動作を見ると、「アレッ？　いつもと違う」と結構わかることがあります。

忘年会、クリスマスと、飲み会シーズンに突入すると、電車の吊り革に手首を預けるように摑まるお父さんたちが増えてきます。逆にしっかり手首を反らせ、吊り革を握り締めている人が少なくなってきます。

お酒の入ったほろ酔い加減での無意識の動作。

どちらのほうが楽なのか、両方とも試してみませんか。

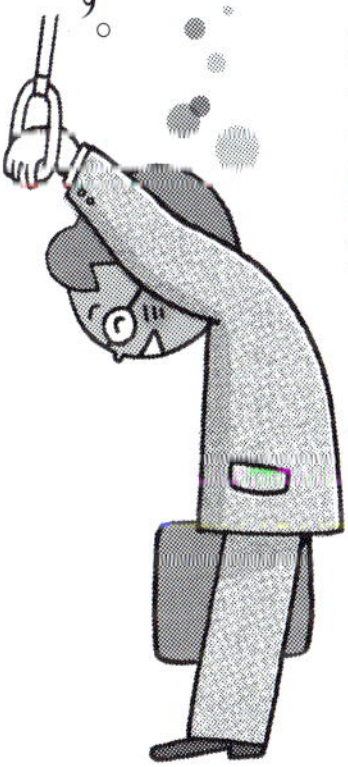

手首で腕と胴体をつなげて使う

私たちは手首の角度ひとつで、
腕を胴体部とうまくつなげて使うことができます。

まず指先の力を抜いて、手のひらの付け根の骨を突き出すようにしながら
手首を折り、手の甲側を肩先の方向にしっかり向けるようにすると、
手首の中がキュッと閉まるような感覚が生じます。それは腰に響きます。
背中側の腰椎部にキュッと力も同時に集まり、そこに力が集まることで
一瞬にして首がこわばったり後頭骨がギュッと閉じたりする感覚も生じます。

これが冬の時期の身体に共通して
起こりやすくなっている状態です。
腰に力が集まると首や頭がキュッとこわばる。
いつものクセで腰ばかり使っていると、
首や頭の緊張が抜けづらくなったり、
腰自体が硬直しすぎてギックリ腰を起こしたり……。

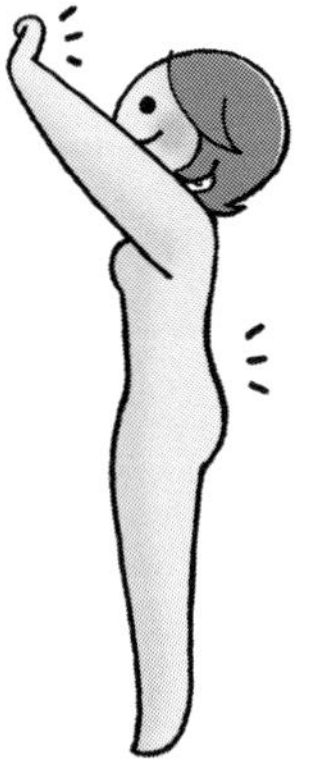

「冬はいつものように腰を使うな」なのです。

反対に手の甲を落として突き出すようにしながら手首をしっかり丸めようとすると、おなかの底辺りに、微かにムアーッと内圧が高まってくる感じがします。

それは、手首を丸く折り曲げることで腕がおなかとつながって使えているということです。

こうするとキュッと腰には響いてきません。もちろん首や頭にも。

これは日頃、腰を使うことに慣れている男性にはわかりづらい感覚かもしれません。この冬の時期に意識して「おなかを使う」という動作につとめて挑戦しながらその感覚をつかんでみてくださいね。


【注意点】

手首と胴体のつながりを確認する際は、いずれの場合も最初は肘を曲げないようにするとわかりやすいです。できるだけ真っすぐに伸ばし、そして肘を肩より上には持ってこないようにします。

肩の上に持ってくると、ホラ、いっぺんに肩が詰まってしまいますよ。

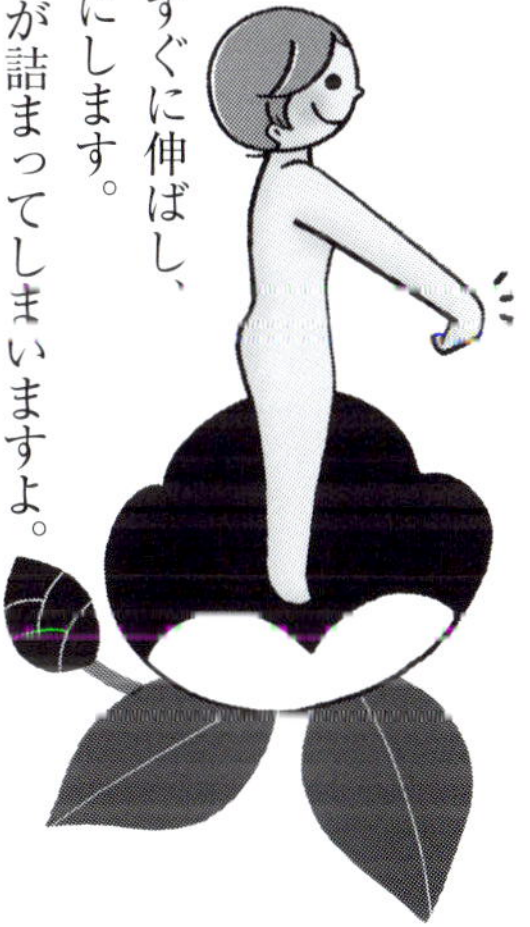

冬の荷物、おすすめの持ち方

腕とおなかがつながると、荷物を持つのも冬はラク。
手首をまあるく使ってみよう。
肩の緊張がフッと抜けるのがわかりますか。

重たい荷物もおなかで抱えるように持つ

特に、荷物を持ち上げる瞬間は、
膝《ひざ》を曲げて、
おなかで荷物を抱え込もうとしてみてください。
「ギックリ腰！」の予防になります。

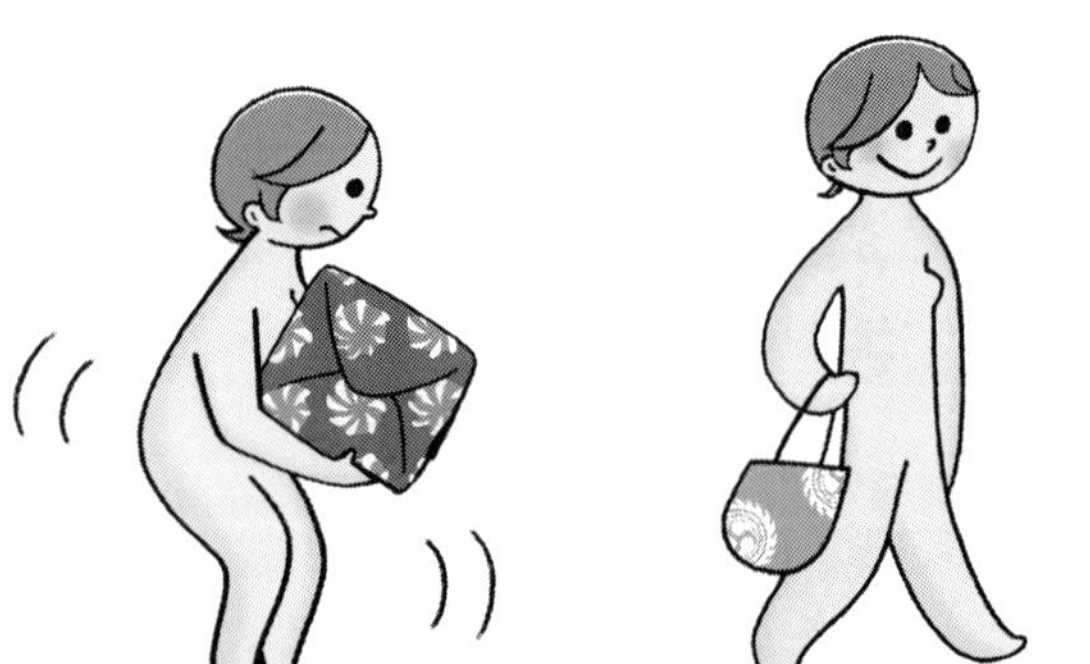

いにしえの新年に想いを寄せて

冬至は湯治で……

「冬に至る」と書いて「冬至」。
冬至は一年で最も夜の長い日であり、
冬の始まりも意味します。
冬は植物が枯れ、動物は冬眠してしまうため、
昔は食料が手に入りにくくなりました。
さらに日照時間が短いため、天照大神《あまてらすおおみかみ》という
太陽の神様を崇《あが》めていた昔の人々は、
太陽の恵みの少なくなることを
大変不安に感じたのです。

中国では古来より、
一年で最も日が短くなる冬至の日を、

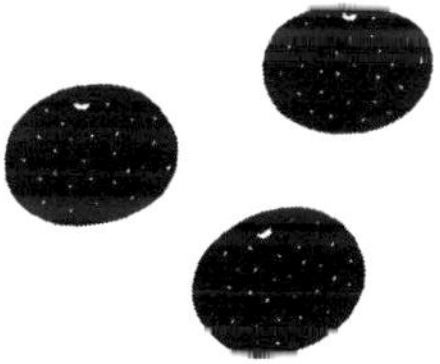

新年の起点として考えていました。
この日を境に昼間の時間が延びていくからです。
その風習は平安時代に日本に伝わりました。

冬至は生命が終わり、
新たに始まる時期と考え、
それを乗り越えるため
無病息災の祈願などをしました。
この日に「ゆず湯」に入り、「冬至かぼちゃ」を
食べる風習が日本にはあります。

ゆず湯に浸かろう！

ゆず湯は湯に浸かって病を治す、
「湯治」と「冬至」をかけて
行なわれるようになりました。
さらに柚子《ゆず》の語呂合わせで
「融通《ゆうずう》が利くように」

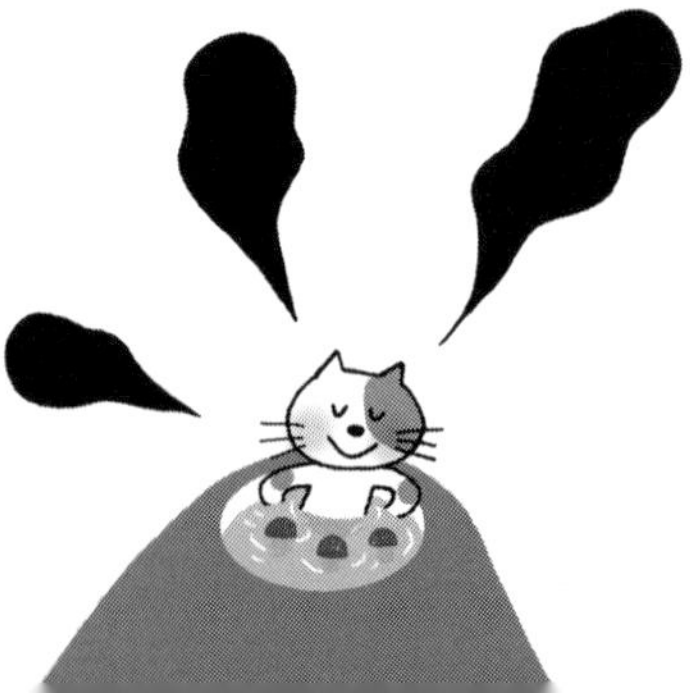

という願いも込められているそうです。
語呂合わせばかりが目につきますが、
もちろんそれだけではなく、
柚子は新陳代謝を活発にし、
風邪の予防、肌の保湿もしてくれます。
何よりいい香りがありがたい。

湯槽《ゆぶね》に柚子を5、6個入れて
お湯を注いでいきます。
輪切りにする場合は、
ガーゼ等の布袋に入れて湯槽に浮かべれば、
果肉や種がお湯に混ざりません。
柚子は傷のあるものがゆず湯用に安く
売られていることもありますので要チェック。

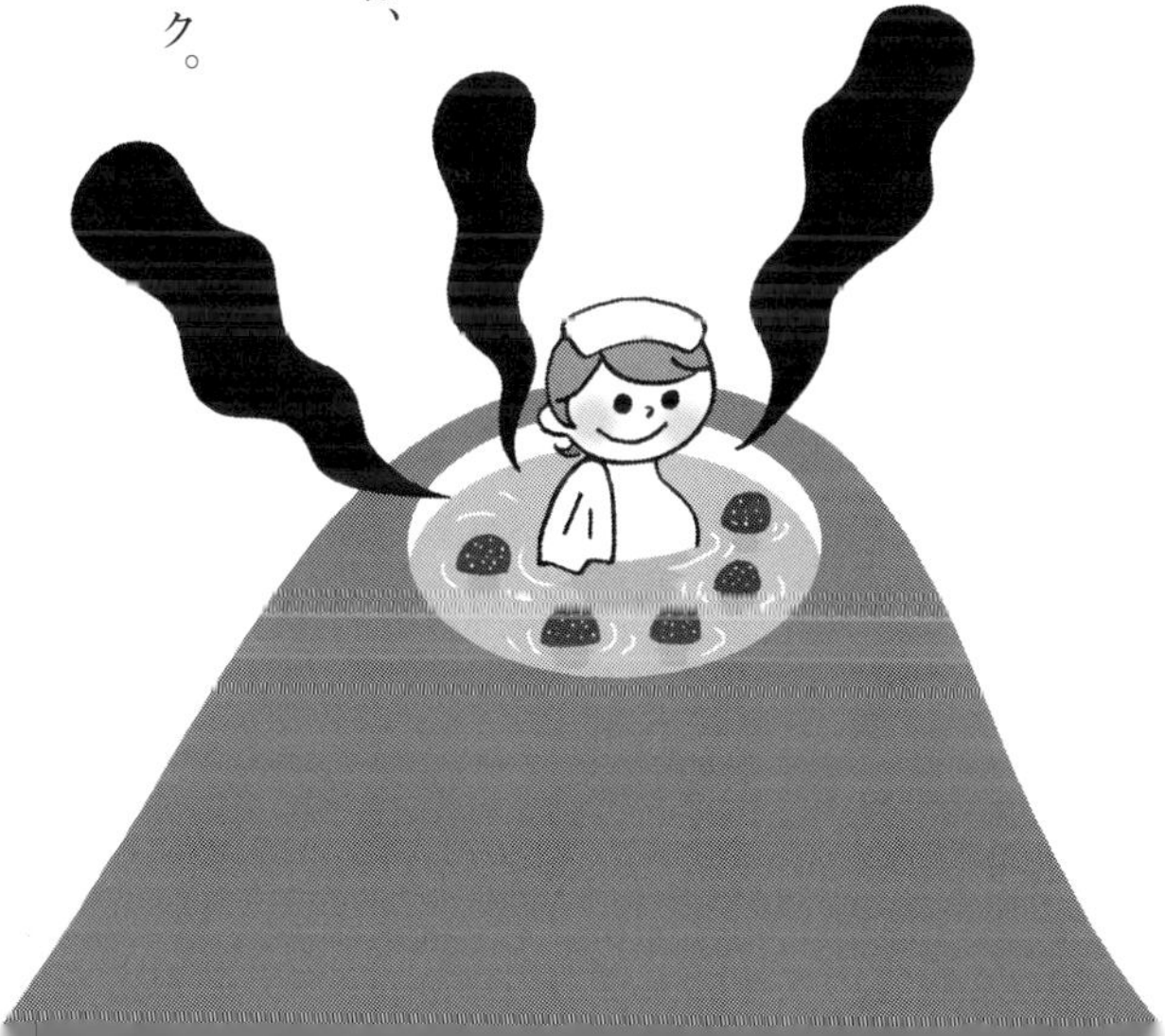

冬至に食べるもの

冬至に食べるものといえば
まずなんといっても「冬至かぼちゃ」。
緑黄色野菜の少ない冬に、かぼちゃを食べると、
風邪の予防になります。
他にもかぼちゃを食べることには、
「厄除け」「中風、脳卒中予防」、
金運向上を祈願する意味があるようです。

冬至に「ん」のつく食品を食べると
病気にならない、運がつく、
幸運が得られるという言い伝えがあります。
冬至七種《ななくさ》と言って「ん」が二つつくもので
「なんきん（かぼちゃ）」「にんじん」
「れんこん」「ぎんなん」「きんかん」
「かんてん」「うんどん（うどん）」です。

ほかに、「トウジ、コンニャク、スナハライ」、
一年間たまった砂を払うと言われるのは
コンニャクです。

中国から伝わった風習で、
赤い色は災厄を祓うと言われることから、
小豆粥《あずきがゆ》を食べる地方もあります。

「冬至冬なか冬はじめ」といって、
寒さがいっそう厳しくなる頃です。
冬至の日に食べられるものは
いずれも栄養があって、
身体の温まる食べ物で、
寒い冬を無事に過ごすために
考えられた昔の人の知恵です。
冬至の日に限らず、寒い冬を乗り切るために、
ぜひお試しあれ！

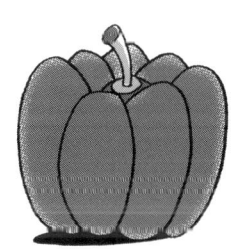

師走《しわす》

時期：新暦の12月下旬から2月中旬ごろ
季節：晩冬

師走の名前の由来は、普段は落ち着いているお寺のお坊さんも、
この時期はあちこちから葬式や法事に呼ばれ忙しく走り回ることから、
師が馳せ走る「師馳月《しはせつき》」が、
師走と呼ばれるようになりました。
一年の最後の月である12月はお寺のお坊さんに限らず、
仕事納めや、お世話になっている方々に
お歳暮を贈ったり、大掃除したりと、
何かとあわただしい月です。
大晦日《おおみそか》までには全て綺麗に片付き、
除夜の鐘の音が聞こえる頃には、
家族と団らんの時間を過ごしながら年越しそばを食べて、
一年を無事に過ごせたことを
お互いに感謝できるといいですね。

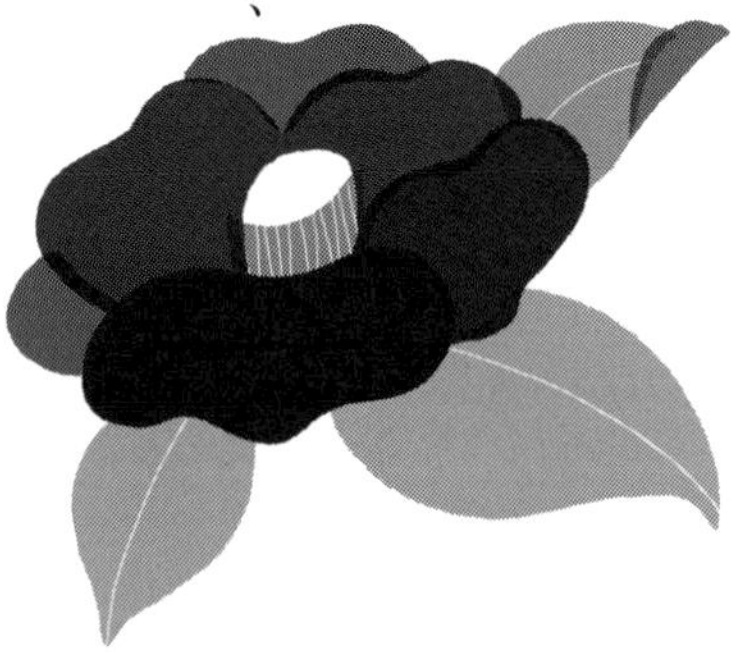

祭事や行事

●小寒《しょうかん》　時期：新暦の1月5日辺り

この日から立春までの30日間を「寒《かん》」と呼び、年間で最も寒い時期とされています。この日をもって「寒の入り」とし、寒中見舞いを出し始めます。寒の入りから9日目に雨が降ると、「寒九の雨」と呼んで、その年は豊年とされます。また、小寒に汲んだ水で薬を飲むといいとも言われています。

●大寒《だいかん》　時期：新暦の1月20日辺り

「寒」の期間の真っ只中、寒さも頂点を極めます。小川は凍りつき、街に雪が降り積もります。一年のうちの最低気温が観測されるのはこの頃です。小寒と合わせた寒の期間には、寒さの厳しい時期に心身の鍛錬のために、あえて苦しい稽古をしたり、冷水をかぶる修行を行なったりします。

●大晦日　時期：12月末日（新暦の1月下旬から2月中旬辺り）

一年の最後の日を大晦日または大晦《おおつごもり》とも呼びます。晦日の〝みそ〟は〝三十〟であり、〝みそか〟は三十日という意味です。ただし旧暦の大晦日も他の月と同じように、大（30日）小（29日）が年によって変動するので、実際には12月29日のこともありました。「つごもり」とは〝月が隠れる日〟つまり、「月隠《つきごもり》」が訛ったものです。旧暦では月末は必ず新月となり、月が見えなくなることからそう呼ばれたのです。年越しの夜のことは除夜《じょや》と言います。かつて除夜は歳神様を迎えるため一晩中起きている習わしがあり、この夜に早く寝ると白髪になる、シワが寄るという俗信がありました。できれば家族そろって年越しそばを食べ、除夜の鐘を聞き、新たな年を迎えたいものですね。

●除夜の鐘

大晦日の深夜0時を挟んで寺院で撞かれる鐘のことです。除夜の鐘は108回撞かれ、人の煩悩の数のことであるとか、月の数の12と、二十四節気の24、七十二候の72を足して108となることから一年間のことを表すとされています。鐘を撞く前には鐘に向かって合掌し、108回のうち107回は旧年のうちに撞き、最後の1回を新年に撞きます。

●年越しそば

年越しそばは、大晦日に縁起をかついで食べられる蕎麦《そば》のことです。蕎麦は細くて長く伸びるから、「細く長く達者に暮らせるように」と願いを込めて食べるのが一般的ですが、他には、金箔職人が仕事納めの日に、飛び散った金箔を集めるのに蕎麦粉の団子で集めたことから、金運を願ったりもします。また、江戸時代には月末に蕎麦を食べる「三十日そば」という習慣があり、大晦日のみにその習慣が残ったものとも考えられています。蕎麦以外では、沖縄では「沖縄そば」を食べます。関西では「年越しうどん」になり、「太く長く生きる」ことを願うそうです。とにかく年越しそばは縁起物。くれぐれも大晦日の夜12時までに食べることが肝心とされています。

●**煤払《すすはら》い**　時期：12月13日（新暦の1月中旬から2月上旬辺り）

「煤掃《すすはた》き」ともいわれ、年の暮れの12月13日に家の内外を大掃除することをいいます。この日に江戸城で煤払いをやっていたのが、庶民の間に広がったのが始まりです。昔の生活では毎日の炊事に薪《まき》や炭を使い、竈《かまど》や囲炉裏《いろり》、照明もロウソクなので、とにかく煤が溜まったのです。現代では煤がほとんど出ない生活様式なので、実際の煤を払うことはしませんが、せめて年一度ぐらいは、換気扇の油汚れやエアコンの埃《ほこり》を取り、家中の大掃除をやって、清々した気分で正月を迎えたいものです。煤払いには単なる掃除ではなく、歳神様をお迎えする行事の意味合いもあるのです。

寒さでギュッ。頭や首のつかえをとり積極的におなかを使う

この月の体は……

師走は晩冬、二十四節気の〝大寒〟があり、一年でいちばん寒い時期の到来です。寒さのピークは「小寒から立春まで」の、30日間で、この期間を〝寒〟と呼びます。

冷たい風が吹き、ますます空気は乾燥してきます。乾燥によるダメージはまず粘膜系に現われます。目がショボショボしたり、充血したりしてきます。風邪を引くと鼻水が止まらなくなったり、喉の奥が腫れたり、ゴホゴホとセキが出て、

タンが切れづらくなります。

大事なのはとにかく水分補給！
そういう状態では、出た鼻水やタンの3倍は
積極的に水分をとるように。
この時期の風邪は長引かせて大風邪になると、
体力の消耗も激しいので、
早めの対処をおすすめします。
師走ならではの大掃除もあります。
風邪も言ってみれば身体の掃除。
風邪を引いたら経過を
丁寧に見守る余裕を持って、
引いたあとのスッキリ感を
大事にしてみましょう。
身も心も綺麗さっぱりと
新年を迎えたいものですね。

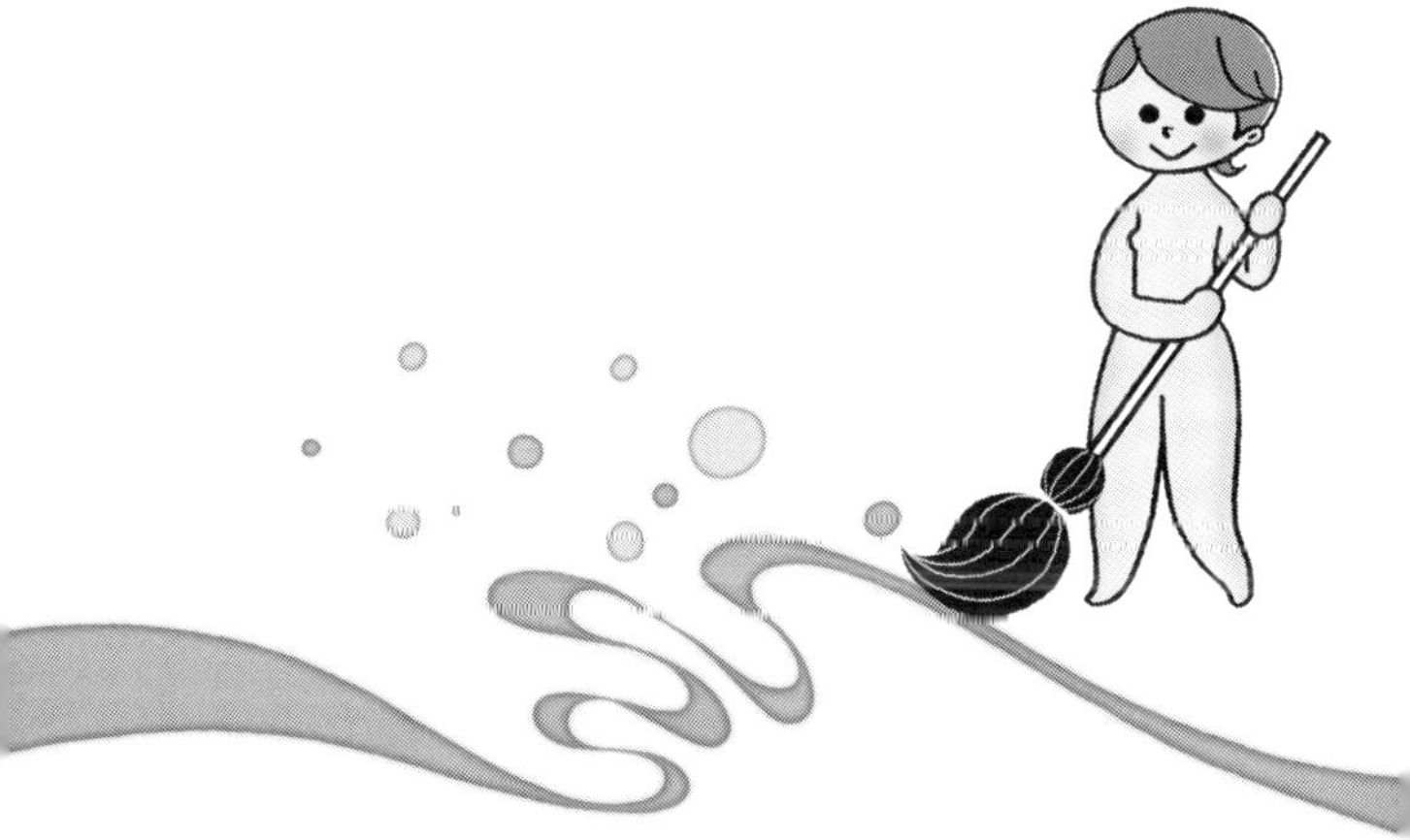

ネックは首に現われる

繊細に感情を表現する首

寒さで首や頭がガチガチに固まる時期、
首ねっこの詰まりもいよいよ本格的になってきます。
さて、ものごとに滞りが生じたり、流れが思うように進まないところがあると、
よく私たちは、「あそこがネックなんだよ」という言い方をします。
つかえが生じやすい代表選手のように扱われている首ですが、
〝首がつかえる〟のは、心地いいことではありません。
そして、それは別に表情に出なくても、
また首を実際に動かさなくても
身体の中では起こっていることなのです。
首という場所は嫌なことがあるだけで、
すぐにサッとこわばってくるところです。
耳障りな音を聞いたとき、たとえば釘でガラスを

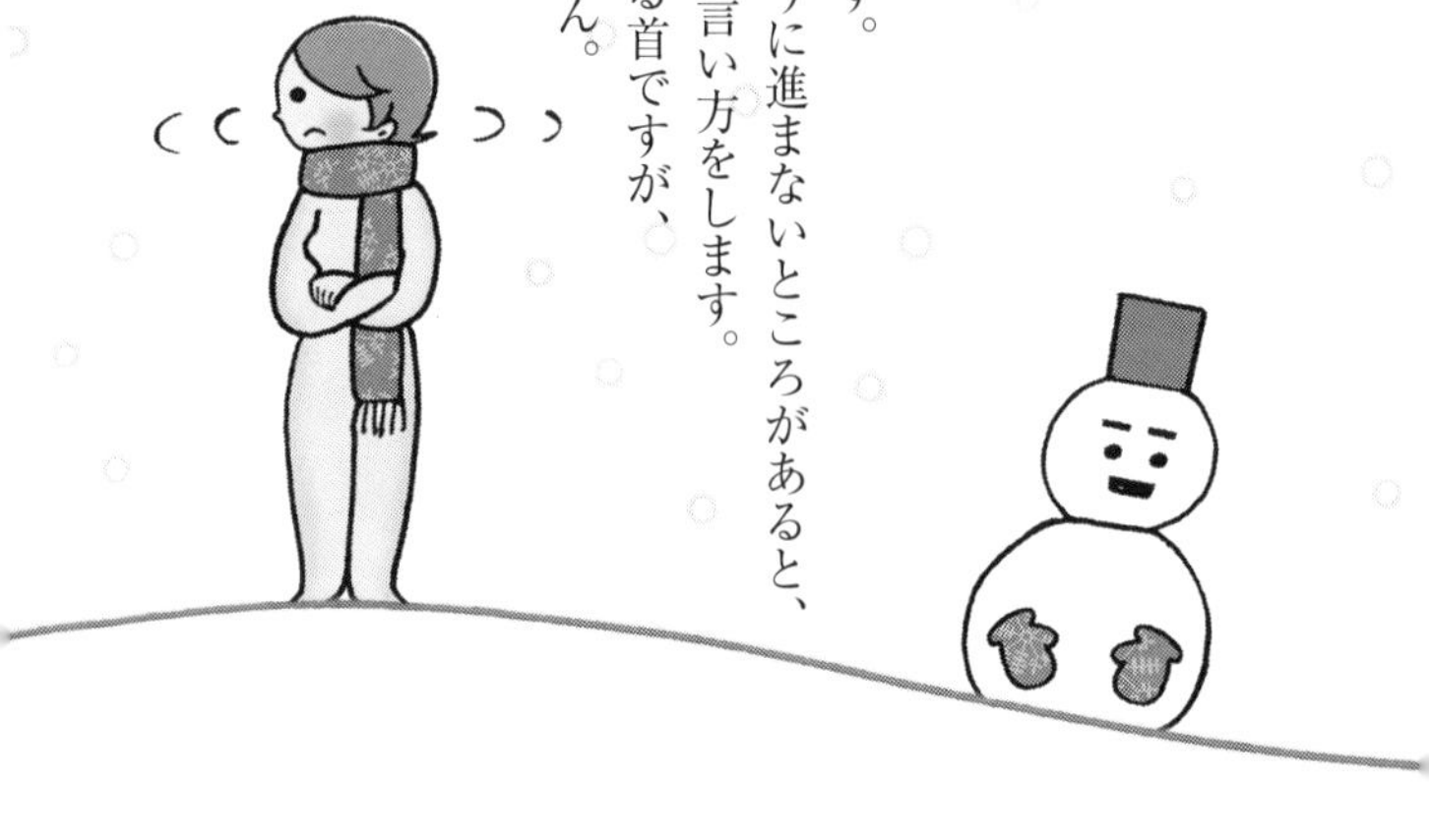

引っかく音を想像するだけでも首はキュッとすくみます。
あるいは、よくものごとをいぶかしく思うとき、
私たちは「そうかしら」と首を斜めにかしげます。
イヤと言うとき、いいえと言うときには
首を横に向けます。

「イヤイヤ」を連発する子どもは
首を左右に振り続けます。
怒ったときにはプイと顔を背けたりして、
回し蓋をキュッと閉めるように
横を向く人もいます。

このように拒否の感情がともなうとき、
首は一瞬にしてこわばる場所でもあるのです。
逆にいえば首が硬くなり、
つかえが生じ、滞り出すときには、
拒否、否定の感情が
起こりやすくなっているとも言えるのです。

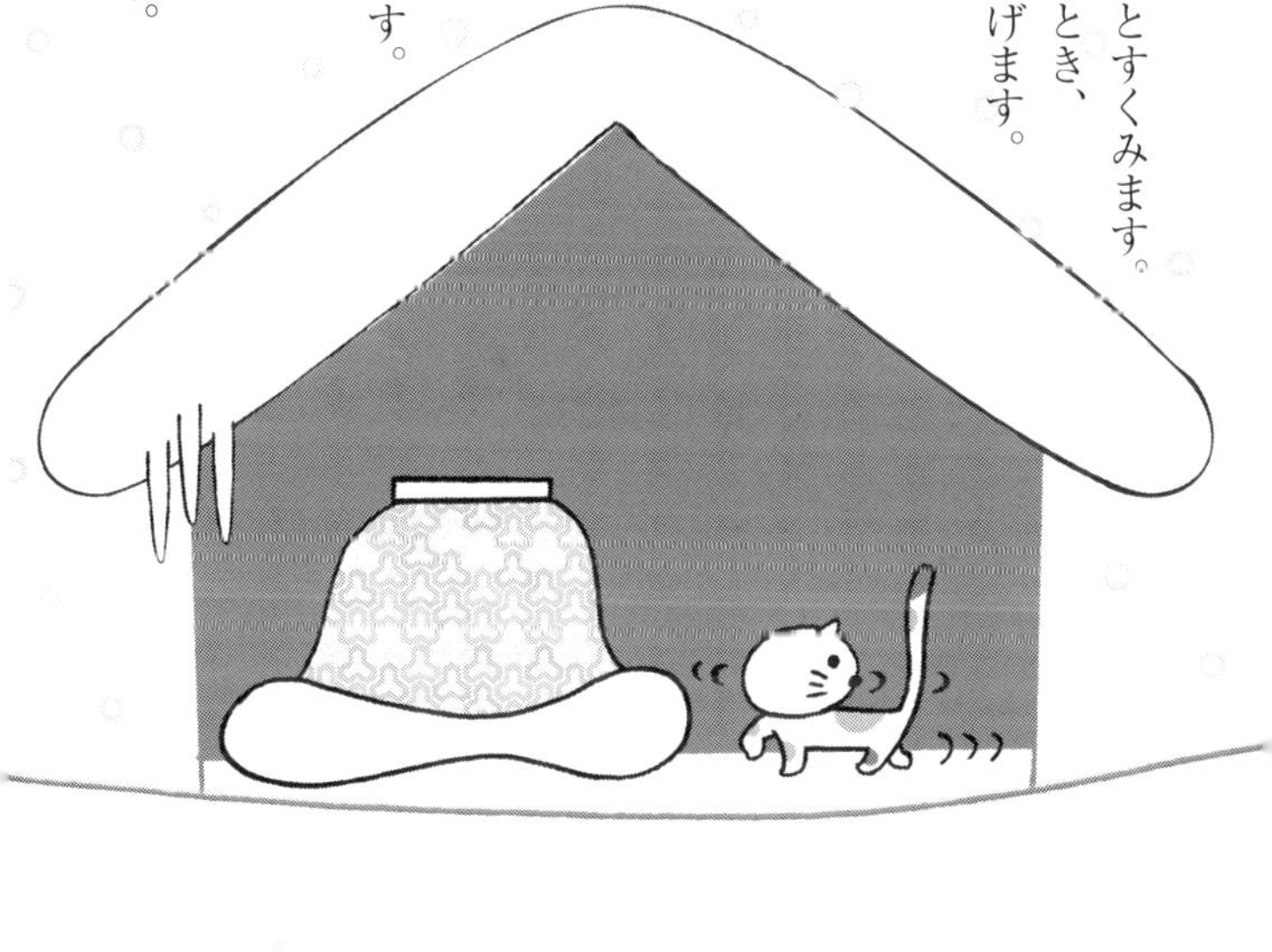

頭の重みが感じられますか?

繊細に感情が現われる首ですが、
重たい頭を支えているのも実は首です。
実際どれだけ頭が重たいのか、感じてみましょう。

① 背骨は立てたまま、首だけ前へ折ったとき、
頭自体の重みは感じられますか?

② タオルなどの端をしっかり持って、
包み込むように頭をソーッとていねいに、
数センチほど持ち上げてみると……
頭って、スゴく重たいヨ!

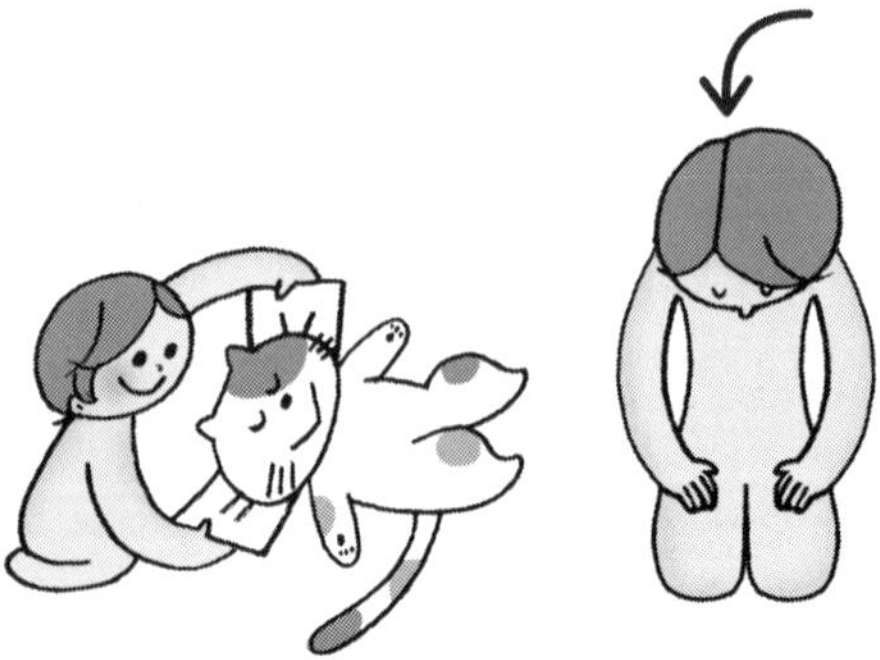

頭を持ち上げる人は、
思わぬ重さで頭を滑り落としたり、
寝ている人が不安定な状態に
ならないように、充分注意しましょう。
まるでボウリングのボールのようなズッシリとした
重みが伝わってくることでしょう。
そして、そこからほんの少しだけ
頭をさらに持ち上げると、
一瞬、頭の重みが消えるほど、
軽やかになる位置があります。
そんな繊細に感情がすぐに現われやすい首ですが、
実際に重たい頭と胴体、
下半身をつなげているのもこの細い首です。
首は頭とおなか、腰をつなげる
ルートでもあるのです。

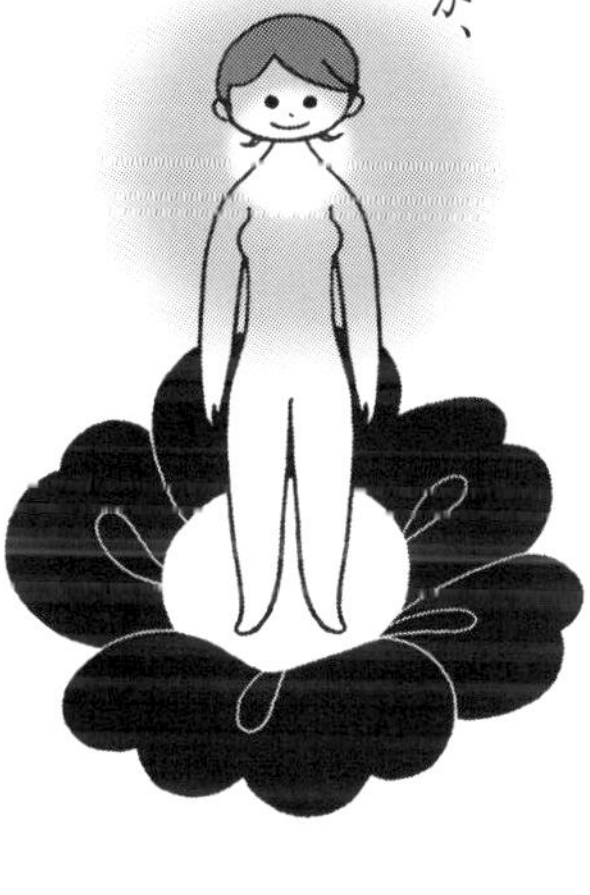

エネルギーの通路としての首

呼吸をともないながら、頭の重さをゆっくり気持ちよく感じましょう

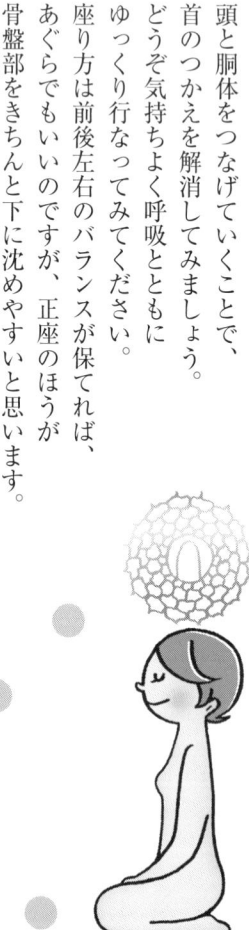

頭の重みを丁寧に感じながら、頭と胴体をつなげていくことで、首のつかえを解消してみましょう。どうぞ気持ちよく呼吸とともにゆっくり行なってみてください。

座り方は前後左右のバランスが保てれば、あぐらでもいいのですが、正座のほうが骨盤部をきちんと下に沈めやすいと思います。

最後は思いがけず、首や頭の存在を忘れるほど、軽やかに座っていられるかもしれませんよ。

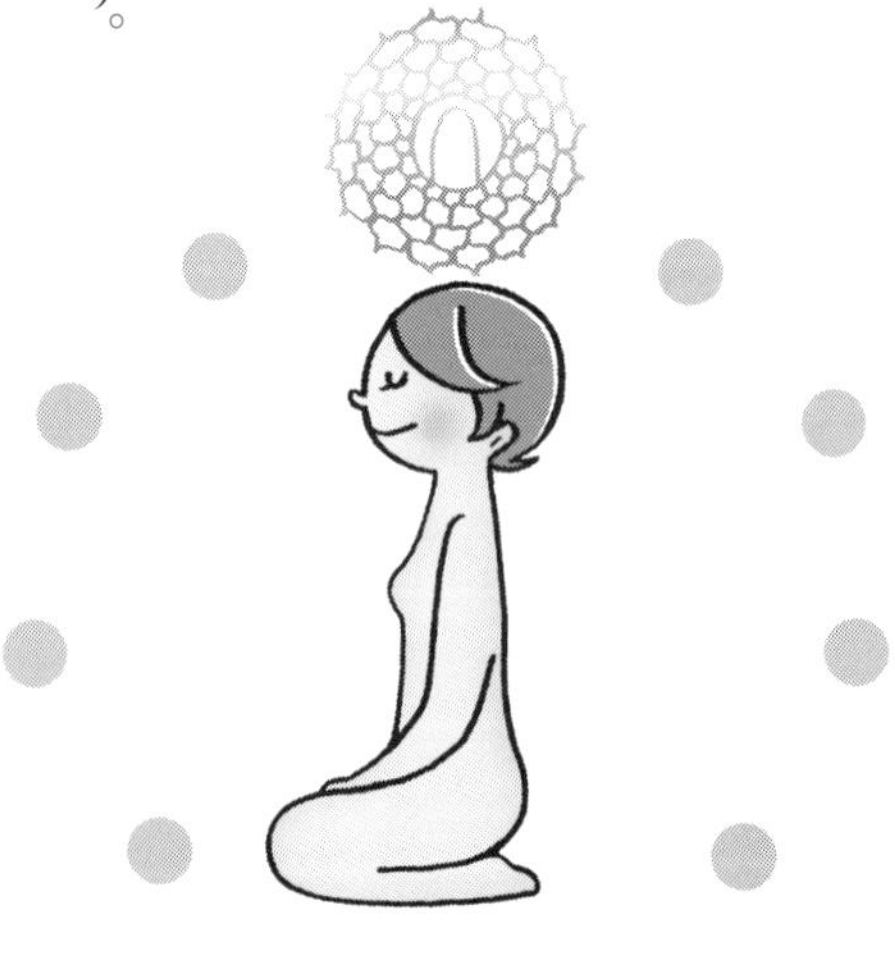

①〜③の最初の動作は、息を吐きながらゆっくりと。
ひと動作終わるごとに、骨盤部、胴体、
胸、首、頭と、下から上に身体の各部を
つなげることを意識しながら体勢を
立て直していってください。
息を吸いながらゆっくり元の姿勢に戻っていきます。
息を吐きながら、ゆっくりと逆側へ倒します。

① 左右
まず吐く息で首を右へ倒します。3秒ほどそのまま。
息を吸いながら正面に戻ります。
次は息を吐きながら、ゆっくり左へ倒します。
3秒ほどそのまま。以下、戻るときは同様に。

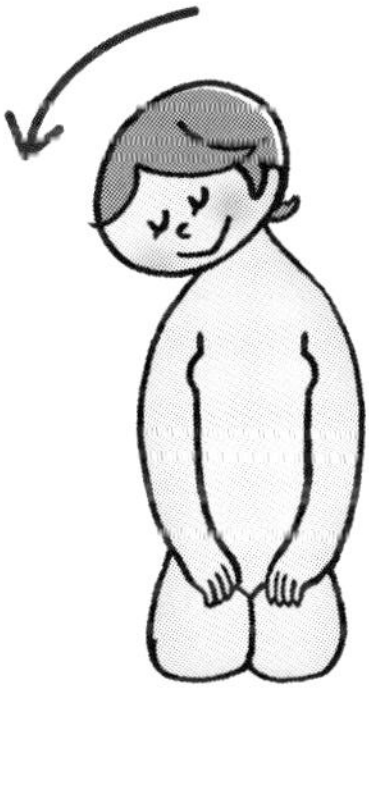

② 前後
首を前に倒します。3秒ほどそのまま。
首を後ろに倒します。3秒ほどそのまま。

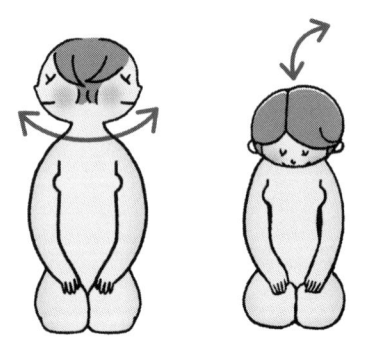

③ 捻り
首だけを右へ捻ります。3秒ほどそのまま。
首だけを左へ捻ります。3秒ほどそのまま。

④ 回転
まず下向きからスタート。
ゆっくり心の中で10カウント数えながら、吸う息で上へ回していきます。
大きな回転を楽しみながら。
下りてくるときは吐く息で、10カウント数えながら。
1回転終わったら、同様に逆回転も行ないます。

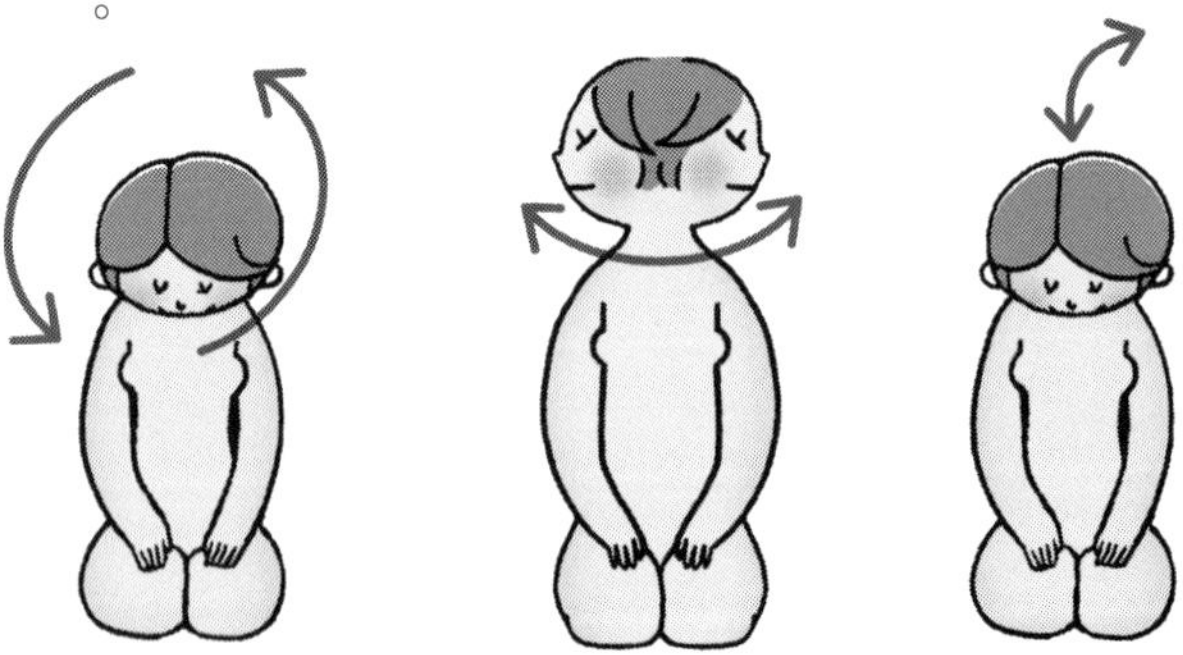

身体での判断を大事にする

首は頭と胴体部をつなぐ
エネルギーの通路としても大事なところです。
そこが滞るということは、
自分のおなかや腰で
自分のまわりの出来事を
承知しづらくなるということでもあるのです。

「イヤ」「ダメ」と首で拒絶の反応を示しているときは、
身体で納得できていないということなのです。
おなかに落とし込めない、
自分の身の内に受け入れたくない感情が
働いているのでしょう。
逆に納得し受け入れられるときには、
私たちは無意識に首で深く頷いて
おなかに落とし込んでいるのですから。

冬の時期だけでなく、現代人はとかく
首のつかえが生じやすい環境で生活しています。
コンピューター業務、ケイタイ……。
目をはじめとして神経系統を酷使する環境の中で、
首は最初に不具合を現わしやすいところです。
でもそれがわかっていれば、逆にいつでもリセットし、
エネルギーの通り道として機能させることも可能です。
首のつかえがない場合、
身体が「何か違うな」と言い出したとき、
首ほど目安になる場所もないのです。

首がこわばることはやめる。
こわばってきたら休む。
首からの訴えに耳を傾け、
身体からの判断の基準に
加えてみてはいかがでしょう。

暮れの大掃除

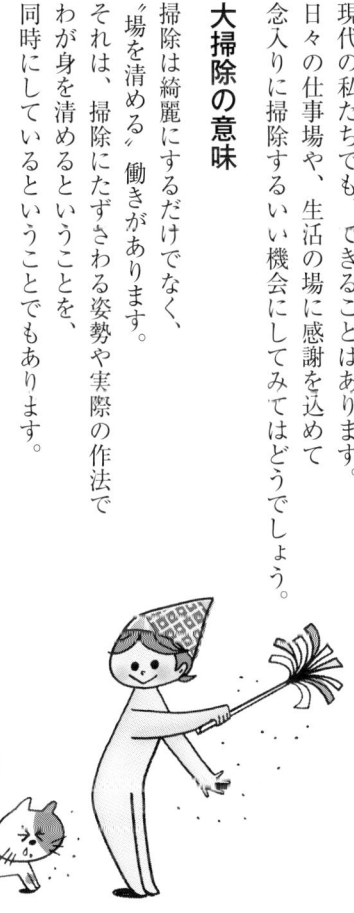

暮れの大掃除は単なる掃除ではなく、幸せを願う神聖な行事でもあります。
現代の私たちでも、できることはあります。
日々の仕事場や、生活の場に感謝を込めて
念入りに掃除するいい機会にしてみてはどうでしょう。

大掃除の意味

掃除は綺麗にするだけでなく、
〝場を清める〟働きがあります。
それは、掃除にたずさわる姿勢や実際の作法で
わが身を清めるということを、
同時にしているということでもあります。
汚《けが》れを祓う。掃除をすることで清々しさの気分が生じる、
そのことが大事なのです。

はたきがけ

膝《ひざ》をゆるめながら、肩の力を抜き、
シャンシャンシャンとリズムよくはたいていく。

ほうきがけ

畳の部屋ならちゃんと畳の目に添って、
ほうきの毛先でシャッシャッと掃いていく。

雑巾がけ

雑巾、布巾はまずキュッと絞る。
四隅をきちんと合わせて折り畳んでから、キュッキュッと拭いていく。
掃除のときは手際よく、テンポよく身体を使いましょう。
身体から出たスムーズなテンポで、道具を上手に使えると、
それは心地いい音になって響き、身体もシャキッとしてきます。
四角い部屋は丸く掃除しないで、
できるだけ隅まで目を行き届かせながら掃除することが大事なのです。

そのとき四隅をちゃんと意識します。
するとその場がきちんと自分の感覚で把握できてきます。
その場に対して清々しい気持ちが生じてきます。
場を整えることでわが身を清めていく……。
実は、それが掃除の働きでもあるのです。

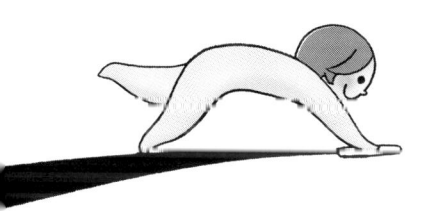

旧暦監修協力

鈴木充広（かわうそ@暦）

運営管理する、こよみのページ

http://koyomi.vis.ne.jp/mainindex.htm は

旧暦ほか、暦に関する事柄を広く深く紹介している興味深いサイト。

取材協力

きゃりあ・ぷれす「旧暦美人の会」

http://www.pangea.jp/kyureki

働く女性のためのメールマガジン『きゃりあ・ぷれす』が運営するサイト。松田恵美子先生による「身体感覚講座」の案内・受講受付と松田先生監修による旧暦／新暦オリジナルダイアリーやカレンダーを紹介。季節の身体の整え方、「旧暦美人の会」ブログなども掲載している。

文庫版あとがき

めざすは上虚下実という〝自然体〟

さて、自然界の運行を手がかりにしながらの〝身体の自然観察〟は、いかがでしたか。

四季の移ろいを豊かに感じとりながら、めざしたいと思ったのは〝自然体〟でいられることでした。

それは、昔ながらの言葉でいうと〝上虚下実〟という身体の状態です。それは、下半身がしっかり充実していて、上半身の余分な力みや気張りが抜けているという、自然なバランスが取れている体勢です。その時、人は、全身がひとつにまとまっているという統一感を味わいます。命を持つ存在として、エネルギーが通り、安定しているだけでなく、生きものとしての能力が十全に発揮できるのです。

とかく、現代人が日常生活の中で使っているのは頭ばかりです。神経系統の緊張、首や肩の強張《こわば》りがいつも抜けなくて、息の浅い状態では、せっかくの〝からだの自然〟も活かしきれません。この本で各月ごとにご紹介してある実技は、日常生活で自然体を保つためのメンテナンスとして、その月以外でも使えますので、御参考にしていただければ幸いです。

大樹のもとには、豊かな根の広がりと深さがあります。

人の身体も同じこと。

上へ高く伸びるということは、下へ向かう力がしっかりあってこそ、さらに上へ向かうことができるのです。

それが、自然の理《ことわり》です。

上へ向かう力だけでは、行き詰まります。

息も詰まります。

しかも、「ならば、伸ばしてやろう」と一生懸命頑張ったとしても、それが意識的である限り、限界があります。

〝伸ばす〟と〝伸びる〟は違うのです。

〝伸びる〟というのは、自分の内側で発生するおのずからの力です。無意識のレベルで起こるエネルギーの流れです。

そんな自分の裡《うち》なる力を引き出してゆく……その際に、自分の外側にある自然界の働きの力を、貸してもらう。自然界の力を引き金にして、自分の中に起こった感覚を静かに見守ってゆけばよいと思います。

なぜなら、自然界と人の身体は、本人が無自覚でも、共鳴しています。さらに、自覚的にも共鳴できるからです。

きっと、昔々の、いにしえから、人々は大地にしっかり足を踏んばり、優れた身体感覚をもって、天体を眺めてきたのでしょう。気の遠くなるような年月を経て、数え切れない人々がたずさわり、今の私達の前に残っているのが、身体の知恵にも満ちた「暦《こよみ》」です。

最後になりましたが、この本の文庫化を企画、伴走してくれた筑摩書房編集部の井口かおりさん、そして帯に推薦文を書いてくださった鴻上尚史氏に心からのお礼を申し上げます。

ささやかながらも、この本が自然界と人とをつなぎ直す一助になることを願って――。

松田恵美子

二〇一〇年五月

この本は、あなたの身体と自然を仲直りさせます。

鴻上尚史（作家・演出家）

本書の単行本は二〇〇七年三月二十二日、『旧暦美人のすすめ』の書名で東洋経済新報社より刊行されました。

味覚日乗　辰巳芳子
春夏秋冬、季節ごとの恵み香り立つ料理歳時記。日々のあたりまえの食事を、自らの手で生み出す喜びと呼吸を、名文章で綴る。（藤田千恵子）

諸国空想料理店　高山なおみ
注目の料理人の第一エッセイ集。世界各地で出会った料理をもとに空想力を発揮して作ったレシピ。よしもとばなな氏も絶賛。（南椌椌）

ちゃんと食べてる？　有元葉子
元気に豊かに生きるための料理とは？　食材や道具の選び方、おいしさを引き出すコツなど、若者の台所の哲学がぎゅっとつまった一冊。（高橋みどり）

買えない味　平松洋子
一晩寝かしたお芋の煮っころがし、土瓶で淹れた番茶、風にあてた干し豚の滋味……日常の中にこそある、おいしさを綴ったエッセイ集。（中島京子）

くいしんぼう　高橋みどり
高望みはしない。ゆでた野菜を盛るくらい。でもごはんはちゃんと炊く。料理する、食べる、それを繰り返す、読んでおいしい生活の基本。（高山なおみ）

昭和の洋食　平成のカフェ飯　阿古真理
小津安二郎『お茶漬の味』から漫画『きのう何食べた？』まで、家庭料理はどのように描かれてきたか。食と家族と社会の変化を読み解く。（上野千鶴子）

色を奏でる　志村ふくみ・文　井上隆雄・写真
色と糸と織——それぞれに思いを深めて織り続ける染織家にして人間国宝の著者の、エッセイと鮮やかな写真が織りなす豊醇な世界。オールカラー。

なんたってドーナツ　早川茉莉編
貧しかった時代の手作りおやつ、日曜学校で出合った素敵なお菓子、毎朝宿泊客にドーナツを配るホテル、哲学させる穴……。文庫オリジナル。

玉子ふわふわ　早川茉莉編
国民的な食材の玉子、むきむきで抱きしめたい！　森茉莉、武田百合子、吉田健一、山本精一、宇江佐真理ら37人が綴る玉子にまつわる悲喜こもごも。

暮しの老いじたく　南和子
老いは突然、坂道を転げ落ちるようにやってくる。その時になってあわてないために今、何ができるか。道具選びや住居など、具体的な50の提案。

半農半Ｘという生き方【決定版】 塩見直紀

農業をやりつつ好きなことをする「半農半Ｘ」を提唱した画期的な本。就職以外の生き方、転職、移住後の生き方として。帯文＝藻谷浩介　（山崎亮）

レトリックと詭弁 香西秀信

「沈黙を強いる問い」「論点のすり替え」など、議論に仕掛けられた巧妙な罠に陥ることなく、詭術に打ち勝つ方法を伝授する。

人生を〈半分〉降りる 中島義道

哲学的に生きるには〈半隠遁〉というスタイルを貫くしかない。「清貧」とは異なるその意味と方法を、自身の体験を素材に解き明かす。　（中野翠）

ひとはなぜ服を着るのか 鷲田清一

ファッションやモードを素材として、アイデンティティや自分らしさの問題を現象学的視線で分析する。「鷲田ファッション学」のスタンダード・テキスト。

ひきこもりはなぜ「治る」のか？ 斎藤環

「ひきこもり」研究の第一人者の著者が、ラカン、コフート等の精神分析理論でひきこもる人の精神病理を読み解き、家族の対応法を解説する。　（井出草平）

パーソナリティ障害がわかる本 岡田尊司

性格は変えられる。「パーソナリティ障害」を「個性」に変えるために、本人や周囲の人がどう対応し、どう工夫したらよいかがわかる。　（山登敬之）

子は親を救うために「心の病」になる 高橋和巳

子は親が好きだからこそ「心の病」になり、親を救おうとしている。精神科医である著者が説く、親子という「生きづらさ」の原点とその解決法。

減速して自由に生きる 髙坂勝

自分の時間もなく働く人生よりも自分の店を持ち人と交流したいと開店。具体的なコツと、独立した生き方。一章分加筆。帯文＝村上龍　（山田玲司）

花の命はノー・フューチャー ブレイディみかこ

移民、パンク、ＬＧＢＴ、貧困層。地べたから見た英国社会をスカッとした笑いとともに描く。200頁分の大幅増補！　帯文＝佐藤亜紀　（栗原康）

ライフワークの思想 外山滋比古

自分だけの時間を作ることは一番の精神的肥料になる、前進だけが人生ではない――。時間を生かして、ライフワークの花を咲かせる貴重な提案。

尾崎翠集成（上・下）　尾崎翠　中野翠 編

鮮烈な作品を残し、若き日に音信を絶った謎の作家・尾崎翠。時間と共に新たな輝きを加えてゆくその文学世界を集成する。

クラクラ日記　坂口三千代

戦後文壇を華やかに彩った無頼派の雄・坂口安吾との、嵐のような生活を妻の座から愛と悲しみをもって描く回想記。巻末エッセイ＝松本清張

貧乏サヴァラン　森茉莉　早川暢子 編

オムレット、ボルドオ風茸料理、野菜の牛酪煮……。食いしん坊茉莉は料理自慢。香り豊かな〝茉莉ことば〟で綴られる垂涎の食エッセイ。文庫オリジナル。

紅茶と薔薇の日々　森茉莉　早川茉莉 編

天皇陛下のお菓子に洋食店の味、庭に実る木苺……森鷗外の娘にして無類の食いしん坊、森茉莉が描く懐かしく愛おしい美味の世界。（辛酸なめ子）

ことばの食卓　武田百合子　野中ユリ・画

なにげない日常の光景やキャラメル、枇杷など、食べものに関する昔の記憶と思い出を感性豊かな文章で綴ったエッセイ集。（種村季弘）

遊覧日記　武田百合子　武田花・写真

行きたい所へ行きたい時に、つれづれに出かけてゆく。一人で。または二人で。あちらこちらを遊覧しながら綴ったエッセイ集。（巖谷國士）

わたしは驢馬に乗って下着をうりにゆきたい　鴨居羊子

新聞記者から下着デザイナーへ。斬新で夢のある下着を世に送り出し、下着ブームを巻き起こした女性起業家の悲喜こもごも。（近代ナリコ）

私はそうは思わない　佐野洋子

佐野洋子は過激だ。ふつうの人が思うようには思わない。大胆で意表をついたまっすぐな発言をする。だから読後が気持ちいい。（群ようこ）

神も仏もありませぬ　佐野洋子

還暦……もう人生おりたかった。でも春のきざしの蕗の薹に感動する自分がいる。意味なく生きても人は幸せなのだ。第3回小林秀雄賞受賞。（長嶋康郎）

老いの楽しみ　沢村貞子

八十歳を過ぎ、女優引退を決めた著者が、日々の思いを綴る。齢にさからわず、「なみ」に、気楽に、と過ごす時間に楽しみを見出す。（山崎洋子）

遠い朝の本たち　須賀敦子

一人の少女が成長する過程で出会い、愛しんだ文学作品の数々を、記憶に深く残る人びとの想い出とともに描くエッセイ。（末盛千枝子）

おいしいおはなし　高峰秀子編

向田邦子、幸田文、山田風太郎……著名人23人の美味な思い出。文学や芸術にも造詣が深かった往年の大女優・高峰秀子が厳選した珠玉のアンソロジー。

るきさん　高野文子

のんびりしていてマイペース、だけどどっかヘンテコな、るきさんの日常生活って？　独特な色使いが光るオールカラー。ポケットに一冊どうぞ。

それなりに生きている　群ようこ

日当たりの良い場所を目指して仲間を蹴落とすカメ、迷子札をつけているネコ、自己管理している犬。文庫化に際し、二篇を追加して贈る動物エッセイ。

うつくしく、やさしく、おろかなり　杉浦日向子

生きることを楽しもうとしていた江戸人たち。彼らの紡ぎ出した文化にとことん惚れ込んだ著者がその思いの丈を綴った最後のラブレター。（松田哲夫）

ねにもつタイプ　岸本佐知子

何となく気になることにこだわる、ねにもつ。思索、奇想、妄想はばたく脳内ワールドをリズミカルな名短文でつづる。第23回講談社エッセイ賞受賞。

回転ドアは、順番に　穂村弘　東直子

ある春の日に出会い、そして別れるまで。気鋭の歌人ふたりが、見つめ合い呼吸をはかりつつ投げ合う、スリリングな恋愛問答歌。（金原瑞人）

絶叫委員会　穂村弘

町には、偶然生まれては消えてゆく無数の詩が溢れている。不合理でナンセンスで真剣だからこそ可笑しい、天使的な言葉たちへの考察。　南伸坊

杏のふむふむ　杏

連続テレビ小説「ごちそうさん」で国民的な女優となった杏が、それまでの人生を、人との出会いをテーマに描いたエッセイ集。（村上春樹）

月刊佐藤純子　佐藤ジュンコ

注目のイラストレーター（元書店員）のマンガエッセイが大増量してまさかの文庫化！　仙台の街や友人との日常を描く独特のゆるふわ感はクセになる！

ちくま文庫

身体《しんたい》感覚《かんかく》を磨《みが》く12カ月《げつ》

二〇一〇年七月 十日 第一刷発行
二〇二一年十月二十日 第二刷発行

著　者　松田恵美子（まつだ・えみこ）
発行者　喜入冬子
発行所　株式会社 筑摩書房
東京都台東区蔵前二—五—三 〒一一一—八七五五
電話番号 〇三—五六八七—二六〇一（代表）
装幀者　安野光雅
印刷所　中央精版印刷株式会社
製本所　中央精版印刷株式会社

ISBN978-4-480-42724-3 C0177